近现代稀见中医著作集丛刊◎第二辑

叶案疏证

李启贤 著

庄扬名 校注

学苑出版社

图书在版编目（CIP）数据

叶案疏证/李启贤著；庄扬名校注. —北京：学苑出版社，
2022.2
（近现代稀见中医著作集丛刊）
ISBN 978-7-5077-6374-4

Ⅰ. ①叶…　Ⅱ. ①李…②庄…　Ⅲ. ①医案–研究–中国–
民国　Ⅳ. ①R249.6

中国版本图书馆 CIP 数据核字（2022）第 026431 号

责任编辑：付国英
出版发行：学苑出版社
社　　　址：北京市丰台区南方庄 2 号院 1 号楼
邮政编码：100079
网　　　址：www.book001.com
电子信箱：xueyuanpress@163.com
电　　　话：010-67603091（总编室）、010-67601101（销售部）
印　刷　厂：廊坊市都印刷有限公司
开本尺寸：880×1230　1/32
印　　　张：4.75
字　　　数：85 千字
版　　　次：2022 年 2 月第 1 版
印　　　次：2022 年 2 月第 1 次印刷
定　　　价：29.00 元

丛书编委会

丛书总序

医案是中医基础理论与临证实践相结合的结晶，是历代医家传承学术与创新发展的载体。医案丰富的内涵折射出中医药先贤的学术特点、学术思想和学术成就。漫长的中医发展过程中，医案由简而全、由散而范，逐渐趋于完善，同时也反映出不同历史时期的科学发展和医家思想的活跃程度。

明代江瓘编著的《名医类案》12卷，即是把明代以前的历代医家医案、经史百家中所载医案近3000例，以病证分为205门，以内科为主，兼及外、妇、五官各科。以姓名、年龄、体质、症状、诊断、治疗方药等的体例叙述，并多加注或按语，可谓开医案类书之先河，是中医第一部研究古代医案的专著。医案中所展现的精湛医术和治疗经验，精彩纷呈，为后世研究医家的学术思想脉络，留下了宝贵资料。

在西学东渐和社会大变局的冲击下，近现代中医药以"医乃仁术"的悬壶理念，大医精诚的业医精神，闯过艰难险阻，牢牢地扎根在神州大地，体现出中医群体极大的生命力。这一时期依然名医辈出，依然对医籍医案有深入的研究。如曹颖甫著《经方实验录》，徐衡之等编《宋元明清名医类案》，何廉臣著《全国名医验案类编》等。

现在，专业出版机构纷纷推出国医大师系列医籍医案图书，如《中国百年中医临床家丛书》《现代百名中医临床家丛书》等。这些国医大师，他们多是跨民国时期至中华人民共和国成立后的、省级以上的名老中医及全国老中医药专家学术经验继承工作前三批的指导老师（国家级名老中医）的一部分，总数不足300位，在中医长河中可谓是凤毛麟角。因此，对已有的名老中医医案要进行深入研究，点、校、注、按；对于尚没有出版的名老中医医籍医案深入挖掘、收集整理，发表出版势在必行；"高手在民间"，对于遗留下来，或在临床中仍在应用，或已近失传的医籍医案，当去粗取精、去伪存真，尽早整理使之面世。这是使我们的中医得以传承和发扬的主要举措。

《近现代稀见中医著作集丛刊》编辑组，"不忘初心，牢记使命"，沉下心来，为近现代名医医籍医案的补充、完善进行了不懈的努力，这对中医传承、创新、发展都具有重要的现实意义和深远的历史意义。本套丛书的出版，可提升阅读者的中医临床水平，开阔中医临床辨治的眼界，启迪中医临床研究的思路。

　　编辑组邀我为本丛书作序，不揣愚钝，而发管窥之见。

黑龙江中医药大学原校长

第二、四、五、六批全国老中医药专家

学术经验继承工作指导老师

栗德林

2021 年 2 月 28 日

前　言

　　《叶案疏证》，李启贤（字林馥）编撰。该书系松江李启贤先生在研读《叶氏医案存真》时，觉叶天士用药每多常嗜之物，无矜奇立异之处，世人认为叶天士为无学而藏拙，而李氏则谓其心机灵巧之至，乃遇有会意者，逐条采录，简练揣摩，积成百案，并为之发挥疏证而成。

　　原书上册有寒温互用法、一再误治见症治症法、补火健脾法、气虚经阻治法、涩通互用法等五十法；下册有阳明中暍、伏邪犯胃间疟、下原虚冷疝、肝肾不足咳呛等五十种治法。上、下册合为百法，一案一法，每法先摘录叶天士医案原文及药物，继以疏证。疏中多反复讨论医理之奥妙难明者，证中多论述药物功效及用药方法。

　　李氏疏证，多引用经典理论及前贤之说，详析叶氏医案所蕴医理。如对督任失固通塞治法，李氏疏为："遗精之病，前人有心病而遗、肺病而遗、脾病而遗、肝病而遗、肾病而遗之不同，从未言及奇经者。治法不外理湿清热、升举止涩、交其心肾而已。叶氏另出手眼，而谓督任之不固，治法通涩并用。"以上论述清晰地示人以叶天士学术之成就与特点，对研究其医学思想提供了方便和启迪。

　　该书初刊于1937年。现存1937年上海求恒医社铅印本，1967年台湾旋风出版社影印本，1979年承德中医学会油印本。此次以1937年恒医社铅印本为底本进行整理、校注、出版，愿为喜读叶案者一睹耳。

编　者

2021年4月

自　序

　　叶天士先生，生于康熙，殁于乾隆。身历三朝，名闻九域。其生平所制方案，为后人收取萃录成编者甚多。至《医案存真》一书，非从外间收集，乃其家传之本，必为当时临诊实验获效之方，留示后人者，故较《临证指南》等书为可贵。且其案中，对于误治，及疑难夹杂之处，均一一点出。其所用之药，亦无奇异难求之品，随证立方，不违法，不泥法，神明于规矩之中，而救应不穷。师其意以治人，均能应手奏效。故余于方案中，有心领神会者，逐条采录，简练揣摩，积成百案，为之发挥疏证。有奥妙难明者，必反复讨论，务使疑义明晰，开卷了然而后已。不敢自秘，刊以问世。愚人一得之言，或足为后学启牖发蒙之一助云尔。

松江求恒书室主李林香馥启贤氏志

凡 例

——是本所采方案悉本叶氏医案存真，他书所载者，概不收录。

——医案文字悉照原文，不加改革。

——所采医案均是平时阅读有会意于心者，即加疏证，或有三四读后方知其妙处而采取者，故对于原本间有先后移易之处。

——叶氏医案向不圈点，今将其紧策之处特为圈点，使阅读时格外注意。

——叶氏医案内方法甚多，兹特取其复杂难治者，并成百法以为临床之一助。

——此系鄙人自己采取阅读之本，随意疏证，非敢妄冀传世，谬附作家，或有未是之处，希阅者原宥。

——此后读叶氏医案如再有心得尚拟续出。

目　录

案一　寒温互用法

通下下通，脘中仍结。上下格拒者，乃上热下寒。古人用麻沸汤煮凉药以解上，浓煎温补以治下，使阳气不脱，郁热自罢，今仿之。

黄芩　小川连　枳实

上三味入滚水中煮五十沸即滤。

人参　淡附子　干姜

上三味煎浓汁一杯，和入前药服。

【疏】案中开手用通下二字，则前医已用过下药可知。下通则结热当去，而脘中仍结者，则非胃家实，为不当下而下后之痞象。其所以上下格拒，乃上之结热，因误下而未去。而下之虚寒，因误下而愈甚也。此等底面不和之病，治之实难，得此方案，益人匪浅。

【证】黄芩、川连，均属苦寒泻火。枳实，下气消痰而利胸膈。所以入滚水煮，盖苦寒之品，留滞居多，破泻之药，真阳有损，滚水能助阳气，通经络，使苦寒者不滞，破泻者无伤耳。至下三味，而用人参者，因通下下通，正气必亏。入附子，则能引补气药，以收散失之元阳，壮命门火，以逐下焦之虚寒。加干姜者，开五脏六腑，通四肢关节，使上下无隔拒之患。煎浓汁者，恐因附子之走而上浮也。此等法，今人能用之者鲜矣！

案二　一再误治见症治症法

今年七月，秋暑未除，初病头痛身热，是暑由上窍伤及清阳。医药当辛凉取气，同气相求，中上之轻邪自散。无如辛温、苦寒、清滋之类，杂然并投，水谷内蒸，氤氲不解，见证仍在身半以上，躯壳之间，非关脏腑大病。第能蔬食十日，可解上焦之郁。

川芎　薄荷　荆芥炭　炒白芷　蔓荆子　菊花蒂

元茶三钱煎汤代水。

【疏】此等方案，学者最宜潜思玩索。盖暑病理宜辛凉调治，而医者乃以辛温解表、苦寒清里治之，后医见前方之不愈也，乃又因其脉虚身热之故，疑为阴虚，投以清滋之品。一误之后，加以再误。而其病尚在身半以上，躯壳之间者，必其人体质健全，脏腑坚固，否则未有不传变者也。至蔬食十日，其法甚妙。盖清滋之类，结滞于胸中者，可以不消而自去矣。此案第一段揭明病源，第二段暑病正治之法，第三段说明误治之故，第四段言证之未变，第五段以饮食消息误治之弊。节节相因，秩然不乱，岂后之人所能望其项背者耶。

【证】川芎性虽辛温，润而不燥，升清阳而开诸郁，为头痛必用之药；薄荷辛能散，凉能清，升浮能发汗，为夏令宣散风寒之佳品；荆芥炭去血中之风邪，热消结散；炒白芷散阳明之风湿，兼除头痛；蔓荆子味苦辛平，轻浮升散，能散上部之气；甘菊花味甘性寒，平肝疏肺，清上焦之热。以上皆散风化热、轻解上焦之品，所以用元茶三钱，煎汤代水者，盖茶能蠲除上焦郁热垢腻，除痰化食也。

案三　补火健脾法

胃主纳，脾主运。能食不化，泄泻，治在太阴脾脏。此脏为柔脏，阳动则能运。凡阴药取味皆静，归地之属，反助病矣。

淡附子　淡干姜　生益智　生砂仁　人参　茯苓

【疏】胃为阳脏，脾为阴脏，胃失其养则不纳，脾失其运则不化，今能食则胃无病，不化则脾不运也。泄泻者，非脾虚之湿滞，乃火化之不足耳，所以不用专补脾家之正药，而以四逆汤之姜附为君也。补脾之法不一，读"阳动则能运"一句，后天之治法，足以尽之矣。

【证】附子辛甘大热，走而不守。干姜辛热，开胃和脾，消食去滞；益智辛热，燥脾胃，补心气、命门；砂仁辛温香窜，悦脾快气；人参补气，气壮而胃自开，气和而食自化；茯苓甘平，益脾宁心渗湿。此方以姜附益智，补火化土，以砂仁醒脾，以人参补气，以茯苓渗湿下交，则脾安有不运，食安有不化，而泄泻安有不止者耶。

案四　气虚经阻治法

形壮色白，气虚有痰。痰阻经络，气血不通，经事三年不来。古人治此，必以调气为先，盖气为血帅也。见病治病，终亦无裨。

　　生白术　茯苓块　香附　砂仁　蒺藜　制半夏

　　淡水熬膏，临好以文火炖收。清晨开水调服。

【疏】形壮者痰必多，气虚者色必白。气虚有痰，为是病之本。于何知之？于形壮色白知之。然痰多者必有阻滞，而或阻于上，或阻于下，或阻于里，或阻于表。谓其阻于经络，于何知之？于经事不来知之。盖经事三年不来，苟其人为血病，则必有癥结肚痛、腹膨身肿等病矣。今则形壮色白，别无他病，其为气虚而血不通行，痰多而经络阻滞可知。案无数语，而审慎周详如此，岂后之妇科，开手即祛瘀生新者所能梦见者耶。学者于此等方案，当三致意焉！

【证】白术为脾家正药，脾失健运，气血必虚，故以此补之；化痰益气，则用蒺藜；化痰理气，则用半夏；化痰利水，则用茯苓；以砂仁之运气消食醒其脾，以香附之通行经络去其滞。方虽六味，实开妇科调经之一大法门。所以用淡水煮者，取其味之正。所以用开水冲者，取其补元气而行经络也。

案五　涩通互用法

阴虚，汗泄精遗，理应固摄，但先哲涩固之药，必佐通滑，以引导涩味。医知斯理者鲜矣。

熟地　萸肉　杜茨实　五味子　龙骨　远志　茯神

用猪脊髓、金樱子膏捣和为丸。

【疏】汗泄不止，是为夺液。即此一症，已当固摄，况再加以精遗耶。用涩固之药，固尽人知之，而必佐通滑以引导涩味之说，则非浅学者所能得解也。盖涩固之药，何处不收，何一不敛。不有引导之品，将涩所非涩矣。而引导之品，则非通滑者不为功。何也？涩固之药，其质必黏，其行必滞也。至理即在目前，妙法随手可得。此老益人，真非浅鲜。

【证】熟地，温补肾精，为阴虚之妙药，五味专收散失之原阳。龙骨专敛浮越之正气，用以止汗泄，萸肉酸涩收滑。茨实固肾补脾，用以止精遗。恐其有留湿也，用茯神以利之。恐其肾气不上达也，用远志以交之。其通滑之品，则只猪脊髓一味，以引入肾精。而又必监之以味甘酸性温涩之金樱子者，因草木之力不及血属有情之物也。所以用丸者，取其不易化，至下焦而发耳。

案六　精浊固下法

便浊精浊，两者迥殊。据述素有梦遗，浊发遗止，则知精浊矣。分清饮、八正散治浊套药，与此无涉，当固补下焦，不必分利。

熟地　远志　沙蒺藜　线鱼胶　山萸肉　覆盆子　菟丝饼　生龙骨　茯苓块

【疏】便浊者，水液混浊也。精浊者，败精流于溺窍也。窍端均有秽物，茎中均各大痛，颇难辨别。古人以病者小便之清浊分之。今此老乃于素有梦遗，浊发遗止处着眼，而定其为精浊。则前医所投分清饮、八正散等方，将愈分其清而便愈浊，愈利其湿而精愈流矣，观下文"不必分利"句可知。所以当固补下焦者，梦遗浊停，浊发遗止，非肾家之精关不固耶。心灵法妙，真可法可师。

【证】熟地甘温，专补肾脏；远志苦温，专主梦泄；沙蒺藜多脂而质重，故补下元，合线鱼胶，名聚精丸，为固精要药；山萸肉酸涩，能秘精气；覆盆子甘酸，能固肾精；菟丝子能补不足之精血，生龙骨能收浮越之精气。以上诸品，皆固补下焦之药，而所以再用茯苓者，因温补之中，不加利湿之品，恐有太涩之弊耳。

案七 土败金枯治法

凡忧愁思虑之内伤不足，必先上损心肺。心主营，肺主卫。二气既亏，不耐烦劳，易于受邪。惟养正则邪自除，无麻桂大劫散之理，故内伤必取法乎东垣。今血止脉软，形倦不食，仍呛咳不已，吐痰若黏涎，土败金枯之象，急与甘缓补法。

生黄芪　炒白芍　炙草　饴糖　南枣

【疏】伤寒一见太阳发热，即当瞩目少阴。盖太阳之里即少阴之表，误用麻桂，其祸不可胜言也。在平人之病且然，况内损之症耶。且虚损之人，其劳热，极与外感相似，当详为诊治，辨别明白，无误治之忧。故案中先从问得者为根据，而知其人素向忧愁、思虑、抑郁寡欢。抑易伤心，郁易伤肺。再证以咯血、脉软，则决其为内伤不足无疑。即有外邪，应从末治。医以麻桂再劫其津，安得不土败金枯，命危旦夕哉！故遇内伤外感之症，当时时念及养正邪自除之一言，庶不致误。

【证】生黄芪托里解表，内伤外感之圣药。炒白芍敛津液而护营血，收阴气而泻邪热，济黄芪之亢阳，成中和之妙用；甘草补中，炙则亦能散表；饴糖润肺，入脾益气温中；南枣甘平，安中养脾，通九窍，行十二经，为脾家血分药，与饴糖合用，成气血交补之剂。总之，此方于温补之中，兼行滞气，于解表之内，兼寓补中，无阴阳偏胜之弊，有表里潜通之妙。药虽五味，养正驱邪之法，尽于是矣。然病人苟有痞满之症者，则甘草、饴糖、南枣三味，皆当禁用。

案八　益气生阴法

着左卧即咳甚，是脏阴血液伤极，用益气甘药者，缘有形生于无形耳。

人参　黄芪　当归　白芍　南枣　炙草

【疏】气有余便是火，气无血丽，煎熬更甚，而脏阴益伤，此所以咳甚也。左半主血，非气以通之则不行。今着左卧，即咳甚，则左半之血，非特伤极，而左半之气，亦将不运矣。此所以不重用血药，而以益气为治也，使他人遇此，必以六味为法。

【证】古人血脱益气，盖血不自生，须得补阳气之药乃生。阳生则阴长，血乃旺耳。若单用补血药，血无由而生也。《素问》言：无阳则阴无以生，无阴则阳无以化，故补气必用人参，补血必兼用之。黄芪气薄味厚，阴中阳也，能补五脏诸虚，入益气药当炙用；当归气味俱厚，其功专破恶血，养新血，为血中气药；白芍护营血而收阴气，南枣安中养脾，通行十二经络；炙草养阴血，能补三焦元气。此方为治脏阴不足之妙方，较六味丸无阴柔之弊，较八味丸无阳胜之忧，允宜师法。

案九　闪气致闭治法

胁痛，咳则更甚，渐次腹大坚满，倚左不能卧右，此乃闪气致闭。便溏溺利，已非腑实，乃络病也。

桂枝木　炒厚朴　新绛屑　生牡蛎　旋覆花　青葱管　生香附　鸡内金

【疏】胁为少阳部位，少阳木火，喜条达而畏抑郁。抑郁则气不宣通，而通作矣。咳则更甚者，气屏之故也。腹大坚满者，木郁则土受其侮，而脾气更困也。脾气困则运行益滞，易闪气致闭矣。便溏溺利，证腹大坚满之非腑实。所云络病者，直行为经，旁支为络。十二经络各有一别络，而其大络乃络于脾也。或曰：上一案，着左卧即咳甚，断其为血液伤极。今倚左不能卧右，亦有咳则更甚之证，以右半主气言之，当断其为气分虚极，而谓其闪气致闭何也？曰：此则有说，咳则更甚者，胁痛更甚也，能倚左不能卧右者，非因卧右而咳更甚，胁更痛，是咳甚而胁更痛而只能倚左也。上案之咳，由于左卧，而此案之不能右卧，由于胁痛，不能比拟而论也。

【证】桂枝木辛温导逆，能行结气而治胁痛。炒厚朴苦温行滞，能泻实满而治腹胀。新绛通经活血，牡蛎散结软坚，旋覆花开结下气，青葱管清火散风，生香附走表散郁，鸡内金消食除胀。方中均属散结通滞之品，无一不注重于胁痛腹满之证，拟案立方，确实高人一等。

案十　中焦虚损治法

初以心动精泄，久则关键滑溜，食减至半，业已损及中焦。萸地滋腻滞胃，下焦之阴未得其益，中宫之阳，先受其累。至于黄柏味苦，苦更伤阴，当以妙香散加金箔治之为隐。

人参　龙骨　远志　茯神　益智　茯苓　朱砂　甘草　金箔

【疏】心动精泄，其病在心，关键滑溜，其病在肾。心肾不交，脾胃乃失其健运，而中焦受损矣。医者见证治证，以为饮食虽减，尚无大害，而滑泄不已，肾实堪忧。乃重用萸地，以滋其肾。岂知中宫之脾，得阳则运，滋腻之品，运化益艰，读"未得其益，先受其累"四句，真令人五体投地也。后医见前医滋肾不效，乃从苦以坚下之义，而用黄柏，则更为不妥。盖苦燥之品，不特伤阳，且更伤阴，肾气益虚矣。故用妙香散以交通心肾，加金箔以镇坠，而方之功用始全。先生立案处方，每于另出手眼之处，用烘云托月之法，使真理尽显。慧眼婆心，启迪后学，实匪浅鲜。

【证】人参甘温益气，补五脏之虚，龙骨涩以固脱，收浮越之气，远志入足少阴肾经气分，以上通于心，茯神入手少阴心经气分，以下交于肾，益智、缩泉、茯苓理湿，朱砂之交会于中，甘草之调和于内，乃治心虚神弱，不能摄肾而精遗之妙剂也，荆公创之，先生用之，得其当则病可愈矣。

案十一　温肾凉肝法

脐旁有块，仍流动，按之软，或时攻胁刺痛，外肾寒冷拘束，病属肝血肾精之损。凡肾当温，肝宜凉，肾主藏纳，肝主疏泄。收纳佐以流通，温肾凉肝，是此病制方之大法。

当归身　枸杞子　生牡蛎　炙鳖甲　小茴香　沙蒺藜

【疏】肝积曰肥气，在左胁下，如覆杯，有头足如龟鳖状。肺积曰息奔，在右胁下，大如覆杯。心积曰伏梁，起脐上，大如臂，上至心。脾积曰痞气，在胃脘，覆大如盘。肾积曰奔豚，发于小腹，上至心。痃在腹内，贴近脐旁，左右各一条，经脉急痛，有时而现。癖居两胁，有时而痛，外不可见。痞居心下，满闷壅塞，按之不痛，而无形迹。癥者，腹中坚硬，不能移动，按之应手。瘕者，假物而成，蠢动之形，如血鳖之类，中虽硬而聚散无常，或上或下，或左或右，似有活性，旧说又以积块在中为痰饮，在右为食积，在左为死血。今案中云"脐旁有块，仍流动，按之软，或时攻胁刺痛"，以上案考之，则是块为瘕气无疑。凡积聚癥瘕，皆太阴湿土之气。今乃云"病属肝血肾精之损者"何也？盖其病之见证处，不在腹中之块，而在外肾之寒冷拘束耳。双眼独具，非先生而谁能之！

【证】当归辛温养血，枸杞味厚生精，牡蛎软坚散结，鳖甲去痞消瘕，茴香走经络，阴虚肝火从左上冲者，用之最捷。蒺藜益肾精，多脂质重，降补下元者，此亦最宜；以受纳言，则牡蛎为良；以流通言，则茴香为要。枸杞温肾，蒺藜凉肝，鳖甲入肝破血，当归入肝养血，均为冲任二脉之要药，亦为治瘕之要品也。

案十二　温养元海治法

久嗽形寒，行走喘急，是下焦先损，入冬阳不潜伏，喘甚失音，胃纳颇安，温养元海，佐其摄纳，若以清肺散邪，食减胃伤，必至败坏。

炒熟地　云茯苓　胡桃肉　牛膝　鹿鞭　淡苁蓉炒黄枸杞

【疏】久嗽形寒，肺之不足，行走喘急，下焦之虚，此病似近哮证，世之患此者颇多。入冬阳不潜伏，病比平时为进。盖喘甚失音，非久嗽形寒，行走喘急可比。所幸者胃家未病，可投温养。俾元海之有摄纳，斯脾之运化可生金，而是病方有转机之望。奈世俗之医每以久嗽为肺阴不足，而用沙参麦冬，形寒外感未除，而用防风荆芥，岂知愈清其肺而胃愈伤，愈散其邪而下愈损，竟至败坏不可收拾。先生见乎忘其本而治其末，遗其内而治其外者之多也，乃大声疾呼，于是案表而出之，以昭垂后世。后之学者，读至此等处，当掩卷深思，岂可草草读过耶。

【证】熟地黄，坎离交济，能补肾中元气；云茯苓，开胃化痰，能守五脏真气；胡桃肉止咳益气，淡苁蓉，导火益精，牛膝能引诸药下行，鹿鞭能补命门督脉。枸杞炒黄，则兴阳之力少，而补益之力多。开温养下焦之大法，于六君、异功、六味、八味温补脾肺肝肾之外，独辟蹊径，学者对于此等方，三致意焉也可。

案十三　脾阳不运治法

秋深曾诊，拟议此病为里湿，更伤瓜果，辛甘寒分利脾阳，又受辛寒之累，致浊气聚形，频遭食复，阳屡被戕。凡身中脾阳宜动，动则运；肾阴宜藏，藏则固。斯为病根，局方大健脾丸、仲淳资生丸，多以补虚通滞，芳香合用者，取其气通浊泄，人参补正之力得矣。

人参　茯苓　益智仁　煨木香　厚朴　新会皮

【疏】里湿则脾必弱，更伤瓜果，则脾阳必亏，是当用脾家正治之法，乃医者不察，误用辛寒之品。细译其"辛甘寒"三字之意，知已用过石膏，以致浊聚食复，病益困顿。读案中"凡身中"一节，至理名言，真的岐轩之神髓，东垣之真传，非他人可同日语者也。

【证】人参补气补血，茯苓利水除湿；益智行阳退阴，三焦命门气弱者宜之；木香健脾消食，三焦气滞不运者宜之；厚朴温中散滞，新会皮消痰运脾，此为浊滞脾虚之正药。案中补虚、通滞、芳香合用之语，真金科玉律之文也。至局方之大健脾丸仲淳之资生丸，一则内有枳实，一则内有桔梗。立法虽同，用时宜审慎斟酌。此方有通滞之功，无攻伐之力；有芳香之性，无开泄之虞。药性平和，用无顾忌，脱胎于彼，可谓青出于蓝矣。

案十四　疏腑养脏治法

秋季寒热滞下，总是长夏为暑湿病，盖夏令脾胃司气，治失其宜，致腹满泄泻，跗浮囊肿。皆湿邪无以走泄，阻遏流行气机使然。肿胀势减，仍不饥少食，兼吐瘀浊痰血。要知湿是阴浊，久郁于中，必从热化，初伤气分，久而入络。《病能篇》中，以湿肿属脾，以脾为阴土，得阳乃运。今气困无以运行诸经，腑为窒痹。消则愈困，补则壅滞，当疏腑养脏为宜。凡腑以宣通为补，非徒偏热偏寒治矣。

　　茯苓　厚朴　生谷芽　新会皮　生益智　泽泻

　　兼用仲淳资生丸去黄连，每早粥后嚼一丸，约二钱。

　　【疏】滞下者，痢疾也，滞下而有寒热，难治之证也。古人有言曰："下痢身热而脉洪，其亡可必。"今是证虽未言及脉象，而其病之重，已可想见矣。"总是长夏为暑湿病"句，抉是证之病源也。盖夏令脾胃司气，至阻遏流行气机使然一句。明前医之用药，不顾时令，不审虚实，专用攻克，以致脾愈亏而湿愈滞。其病之重，实有为药所误者，观下文"肿胀势减，仍不饥少食，兼吐瘀浊痰血"等证，均属脾伤不运所致。其"要知"以下至"得阳乃运"一节，明湿邪伤人之次第，而其归未有不伤脾者也。今"气困以下"至"疏腑养脏为宜"一节，见此病用药之难，迟徊审慎，瞻前顾后，不肯一毫疏忽。此老一身享盛名宜也，至"腑以宣通为补，非徒偏热偏寒治矣"二句，盖以对病家，及病者之诸亲友，并邀来之医家，聚讼纷纭，莫衷一是者而言，亦所以晓示后学，见此等证，切勿固执偏热偏寒之论，致不可救，要当以疏腑养脏，四字为则也。

　　【证】茯苓淡渗，能分利阴阳而止泄；厚朴温苦，治湿热内着于胃肠；谷芽启脾进食，宽中消谷而补中；新会运脾消痰，理气燥湿而导滞，益智补火生土；泽泻利水逐痰。考六味之中，惟益智谷芽为养脏之品，余则均有宣通之意，方虽平淡，法则清灵。后之学者，尤宜师法仲淳资生丸方。

附录：

资生丸方

人参（人乳浸，饭上蒸，烘干）三两　白术三两　白茯苓（细末，水澄蒸，晒干，入人乳再蒸，晒干）一两半　广陈皮（去白，略蒸）二两　山楂肉（蒸）二两　甘草（去皮，蜜炙）五钱　怀山药（切片，炒）一两五钱　白扁豆（炒）一两五钱　川黄连（如法炒七次）三钱　薏苡仁（炒三次）一两五钱　藿香叶（不见火）五钱　白豆蔻仁（不可见火）三钱五分　莲肉（去心，炒）一两五钱　泽泻（切片，炒）三钱五分　桔梗（米泔浸，去芦，蒸）五钱　芡实粉（炒黄）一两五钱　麦芽（炒，研磨取净面）一两

上药共十七味，如法修事细末，炼蜜为丸如弹子大，每丸重二钱，用白汤或清米汤、橘皮汤、炒砂仁汤嚼化下，忌桃李雀蛤生冷。

【案】仲淳立方，素尚温补，此方则不然，味味顾及后天，而味味不用温燥之品。其用黄连也，恐湿热之滞于中宫也。其用桔梗也，宣其肺则脾气亦舒，且药性不致下沉，而中宫可受益也。此等方法，实开近代王士雄、费伯雄之门，而叶老则深得其中奥妙者也。

案十五　劳怯治法

肾精下损，阴气上乘，浮阳上灼，咽喉痛痹。有喉宣发现，咳嗽喘促，是下焦元海不司收纳，冲脉之气上冲所致，故日进润剂，望其咳减，为庸医之良法，实酿病之祸阶。现在胃弱便溏，则非治嗽可疗矣。劳怯不复，当以固真纳焦，培扶胃口，希冀加谷则吉。

人参　茯苓　芡实　坎焦　湘莲子　秋石　五味子　胡桃

【疏】劳怯之病，皆水亏火盛所致，非润剂不为功。而案中竟云"日今润剂，望其咳减，为庸医之良法，实酿病之祸阶"，此可见先生诊治之精细，处方之斟酌矣。案中开首云"肾精下损，阴气上乘，浮阳上灼，咽喉痛痹，有喉宣发现，咳嗽喘促"，此数句，骤视之则一目了然，为肾水虚竭，龙雷之火上升之病。而细考其义，则顾忌甚多。盖肾精下损，确为水亏，阴气上乘，又有水泛克君之象。是则浮阳上灼，断不可以其龙雷之升而用温降。咽喉痛痹，有喉宣发现，咳嗽喘促更不可以其虚火之炽，而用凉滋。病情复杂，莫此为甚。且大便溏泄，脾气将绝矣。所以下文直抉病原，指明以前之病，半由药误，而立固真纳焦，培扶胃口之良法。昭示后学，功诚不浅，彼世之以麦冬、沙参、石斛、生地等品，为治劳怯之良方而自诩为叶派者，可笑实其也。

【证】人参甘温气薄，为补肺气之要药；茯苓甘淡性平，能守五脏之真气；芡实生水中，能益脾利湿；坎炁即脐带，能直达命门。莲子得水土精英，能使心肾成既济之妙用。秋石可滋阴下降，能清骨蒸而补下元之真火，五味收敛精气，胡桃润燥养血。此八味，虽似平淡无奇，而实具有君臣佐使之法。盖以人参之补肺为君，以芡实莲子补脾之品为臣，有生金之力，无敦阜之弊。以五味胡桃敛肺之品为佐，肺肃则水降，赫曦可消。又以茯苓之淡渗，秋石之咸降，坎炁之直达下焦为使，尽培补之能事，而无伤胃壅塞之患，信劳怯症之正方也。

案十六　清热存阴治法

冬温为病，乃正气不能藏固，热气自里而发。齿板，舌干，唇燥，目微红，面油亮，语言不爽，呼吸似喘。邪伏少阴，病发三焦皆受。仲景谓"发热而渴者为温病"，明示后人，寒外郁则不渴，热内发斯必渴耳。治法以清热存阴，勿令邪热焚劫津液，致瘛疭、痉厥、神昏、谵狂诸症。故仲景复申治疗法云"一逆尚引日，再逆促命期"，且忌汗忌下、忌辛温，九日不解，议清膈热。

飞滑石　连翘　淡黄芩　郁金汁　竹叶心　天花粉　橘红　苦杏仁

【疏】温病四时皆有，而以冬有非时之暖，感发之病为最难治。盖冬令病温，必为太少两感，而分别外寒内热之法。惟着眼在一"渴"字，此则治病者所当留意者也。案中云"冬温为病，乃正气不能藏固，热气自里而发"，盖邪之所凑其气必虚，此一节言感受冬温之病原。"齿板，舌干，唇燥，目微红，面油亮，语言不爽，呼吸似喘"，此一节言病之证，而显与伤寒之体痛、项强等症大异。邪伏少阴者，温邪伏于少阴也。盖太阳之本，即少阴之标；少阴之标，即太阳之本。故一见太阳之发热恶寒，即当瞩目少阴之烦渴，否则必致误治。且少阴又为三阴经之枢机，所以病发之后，三焦皆受其累。至"仲景谓发热而渴者为温病，明示后人寒外郁则不渴饮，热内发斯必渴耳"一节，则当时医者必有误认此病为伤寒，为之发汗，为之攻下，为之温散。病家则换医换药，手忙脚乱；医家则议论纷纭，莫衷一是。故先生则大书特书，提出仲景之说，示人以着眼之处，方不致由轻而重，由重而死。下又引仲景误治致变之言，以告后世，使知冬温之病，当以清热存阴为法也，立此方案，其救世之苦心深矣。

【证】滑石，甘淡之品，清肺胃之气，下达膀胱；连翘轻清而浮，泻心肝客热而利小便；黄芩苦寒，入手太阴经，清肌表之邪热；郁金辛苦，入手厥阴经，破恶血而生新；竹叶心清肺胃之热。天花粉有生液之功；橘红化痰，杏仁下气。合全方九味，轻清淡泻，直清膈热，存阴液之良方也。

案十七　劳怯伏邪误治救逆法

劳倦伏邪初起，即用柴胡、紫苏，三阳混散，津液被劫。热邪上结胸中，懊憹，神烦，谵语，渴欲冷饮。诊得脉无神，舌色白，病在上焦气分。阅学医不分上下气血，况冬温气泄，老人积劳，七日未见病退机关，此属重症，岂可藐视轻谈。

瓜蒌皮　黑栀子　白杏仁　郁金　香豉　枳壳汁

【疏】劳倦之人，身体虚弱可知。伏邪初起，则补中益气法也。医者不知出此，乃用柴胡紫苏之汗剂，既开太阳，又开少阳，致津液被劫。虚弱之人，津液一少，势必有邪热上结、胸中懊憹、神烦、谵语、渴欲饮冷、脉无神等之变证矣。至病之所以知当在上焦气分者，则因其舌之白色知之也。而索阅前医之药方，则又不分上下气血，随意妄投，极为可笑。前既误与三阳之混散，后又误于药品之杂投，更加以冬时非时之暖，令本收藏，气逢大泄，老人而又为劳倦之体，伏邪与内伤夹发，其可轻视也耶？先生见彼时医家，见此等证候，每视为外感之轻证，随手用药，致误者极多，故特于此案中表而出之，其垂戒也深矣！

【证】瓜蒌皮甘寒润燥，其性轻扬，清肺经之火；黑栀子，体性轻浮，泻三焦之火，专除心肺客热；杏仁散邪降气，郁金去痰生新；枳壳能破气化痰，为胸膈皮毛之要品，通肺胃有破浪之势；香豉治寒热烦闷，为胸中虚烦之圣药，合栀子则治心中懊恼。全方六味，均为轻清之品，无补益之物。是盖因发表者已劫其津，而上下气血又为医家攻犯，则中宫之药气、痰气、食气、邪气，团结不散，于斯时也，攻下则原气不支，疏泄则更伤津液，乃徘徊瞻顾，回翔审慎，不得不以清扬开降之品投之，然后上结之热邪可除，胸中之懊恼可却，而诸恙可渐消矣。

案十八　伏暑失治内侵调治法

初病伏暑，伤于气分，潮热渴饮，邪犯肺也，失治邪张，逆走膻中，遂至舌缩，小便忽闭，鼻煤裂血，耳聋神呆昏乱。邪热蔓延血分，已经入络，津液被劫，必渐昏痉，所谓内闭外脱。

连翘　银花　石菖蒲　犀角　鲜生地　元参　至宝丹—粒

【疏】伏暑之病，法当清解，如益元散、五苓散、清暑益气汤等，皆足以取用。若以辛温之药，或姜桂之品投之，则变生不测矣。观案中云"初病伏暑，伤于气分，潮热渴饮"，则其来势仅犯上焦气分，非大病可知，若经先生诊治，本可一药而愈，奈医者一见潮热，疑为伤寒，而误用辛温燥烈之品，遂致一失治，而即有不可收拾之势。失之毫厘，谬以千里，医道真难言也，余故特为提出，使业此者知所谨慎耳。

【证】连翘泻心经客热，清胆经郁热，散结之要药也；银花芳香而甘，入脾通肺，解毒清热之品也。石菖蒲开心孔利九窍；犀角清血热，解热毒。生地滋阴退阳，元参泻无根之火；至宝丹开无形之邪热，陷入心包。考其究竟，连翘、银花，清误治之药毒，犀角、生地，逐血分之伏邪。菖蒲至宝丹，开心气而祛包络之客热。药虽六味，布置甚周。惟菖蒲与至宝丹未至神昏而早用之，亦能陷邪于内。已至神昏而不急投，则必昏乱而死，故欲用此方，需细心留意，审切明白，方不致误，否则贻害不小也。

至宝丹（《太平惠民和剂局方》）：

治中风卒倒，中恶气绝，痰饮不语，神魂恍惚，头目昏眩，眠睡不安，唇口干燥。伤寒谵语，心肺积热，伏热呕吐，邪气攻心，大肠风秘，血气不通，寒热交错，暗风重中热。疫毒，阴阳二毒，山岚瘴毒，水毒蛊毒，中一切物毒。妇人难产闷乱，胎死不下，产后血晕，口鼻血出，恶血攻心，烦躁气喘吐逆。小儿诸痫，急惊心热，卒中客忤，烦躁不眠，风涎搐搦等症。

生乌犀角（镑）　朱砂（研水飞）　雄黄（研水飞）　生玳瑁（镑）　琥珀（勿见火研）各一两　麝香（研，一作五钱）　龙脑（研）各一钱（一作各一钱五分，一作各二钱五分）　金箔（半入药半为衣）　银箔（研，一作各三十片）各五十片　西牛黄（研）五钱　安息香一两五钱（为末）

以无灰酒搅澄，飞过，滤去砂土，约取净一两，微火熬成膏。如无安息香，以苏合香油代之。

一方无龙脑，雄黄，金银箔。

一方加人参、天竺黄各一两，天南星水煮软切片五钱。

一方加天南星二钱五分，人参六钱，龙齿煅二钱。

制法：以牛乌犀、玳瑁研细末，入余药，令匀，以安息香膏，重汤煮烊，入诸药中。和搜成剂，盛于不津器中，并旋丸如梧子大，分作百丸。如干，入热蜜少许，用蜡护之。

每服三丸至五丸。小儿贰岁，每服二丸，并人参，或温汤送下，日二三服。卒中山岚瘴气，及产后恶血攻心，用通便一合，生姜自然汁三五滴，入童便内温过化下。

摘录名医杂论①：此治心脏神昏，从表透里之方。黄犀玳瑁，以有灵之物，内通心窍。朱雄二箔，以重坠

---

①　摘自王子接《绛雪园古方选注》，摘录内容较原文略有简略。

之品，安镇心神，佐以脑麝安息，搜剔幽深诸窍。故热入心包络，舌绛神昏者，以此丹入寒凉汤药中用之，有祛阴起阳，立展神明之效。若病因头痛，而即神昏不语者，此肝虚魂升于顶，常用牡蛎救逆以降之，又非此丹之所宜也。

方论：犀角泻肝凉心，清胃解毒；朱砂镇心安神，消散阴恶；雄黄入足阳明经，有杀虫破恶之力；玳瑁入心脏主血，有解热化毒之功；琥珀燥脾土而具渗利之性，麝香开关窍，而有走窜之能；龙脑祛风在骨髓，通利结气；牛黄清心肝之热，辟恶除邪；金银箔均能制木降痰，银入气而金入血。安息香善通心腹邪气，白为上而黑为次。考此丹方，均为通结开窍，走窜逐邪之品。凡湿热疫毒之中于无形者，皆可以此为治。若阳明之不大便而神昏不语，以及气虚血少，或风虚眩晕之辈，皆不宜妄投。至此证之所以用至宝丹者，因病由失治而来，非热结阳明，乃无形暑热，陷入心包，不得不借芳香走窜之品，以开其郁结也。

案十九　感受秽浊神昏治法

此吸受秽浊，募原先病，呕逆，邪气分布营卫，热蒸头胀，身痛经旬，至神识昏迷，小溲不通，上中下三焦交病。舌白，渴不多饮，仍是气分滞塞，当以芳香通神，淡渗宣窍，俾秽浊气由此分消耳。

通草　猪苓　茯苓皮　米仁　淡竹叶　腹皮　至宝丹

【疏】前症之神昏，由误治而来；此病之神昏，由感受而致。误治者先清药毒，感受者先治其病原。后之学者，均可于此取法，故并取焉。募原者，表之里，里之外也。募原受邪，营卫俱病，故呕逆者，邪已在胃也；热蒸者，邪郁甚也。头胀者，秽浊达巅顶也；身痛经旬者，外有风湿为患也；神识昏蒙者，热炽于内，膻中受邪，而神明瞀乱也。此内实之病，非不大便之阳明病，乃膀胱之气化不行，小溲不通，无形之浊邪，不能外泄，所以弥漫三焦，而神识昏蒙也。舌白，邪之在表者多；渴不多饮，内热尚未入阴分，则病虽在募原，尚属气分为多，故下焦之湿结一通，则上中二焦之秽浊，可随芳香而俱散也。

【证】通草引热下降而利小便，猪苓性善疏利，专司引水。茯苓皮能泄利津液，淡竹叶专清心理烦，米仁清脾湿，祛虚火之上乘；腹皮性轻浮，散无形之积滞。此六味，专除中焦之湿浊，专利下焦之水邪。膀胱之气化行，则太阳之气机利，秽浊均由小溲而去，再加以至宝丹之芳香逐秽，脾胃之气一清，则周身之正气足，而神识可清。先生用方每多奇效者，良由审症切而用药当耳，若俗医则又必以犀黄菖蒲等药杂进矣。

案二十　湿热阻塞气分治法

望色萎瘁晦黯，闻声呼吸不利，语音若在瓮中，诊脉右缓左急。问初病忽热忽温，头重如裹，腰痛欲拊扪。神识呆钝，昏昏欲寐，肢节瘈疭，咳痰映红，溺溲短缩，便溏带血，不饥不渴，环口微肿，唇干不红，舌白糜腐。此水谷酒腥，湿热相并，郁蒸阻挠清气之游行，致周身气机皆令痹塞。夫热邪湿邪，皆气也。由募原分布三焦营卫，循环升降，清浊失司。邪属无形，先着气分，时师横议，表邪宜汗，里滞宜消，见热投凉。殊不知热由湿郁，气行热走。仲景于痉暍从湿化，忌汗、忌下，明示后人勿伤阴阳耳。但无形之邪，久延必致有形，由气入血，一定理也。据色脉证参之，末见或可采用。

羚羊角　茵陈　银花　连翘　通草　大腹皮　茯苓皮　猪苓　泽泻　至宝丹

【疏】上二条之用至宝丹，一为误治，一为秽浊之邪阻塞清窍，较上二条病势更难，为用至宝丹之另一法门，故并提而并论之，以见叶老之用至宝丹，为专逐无形之邪。而今日之时师，则一见神昏，开手即用，不问其证之是否当用，为可叹也。故不读此等案，不见叶老审症之精，用药之当耳。案中云"望色萎瘁晦黯"则与伤寒发热之面色光亮者异矣；"闻声呼吸不利，语音若在瓮中"则其声之郑重难出，中宫为风湿阻滞可知；"诊脉右缓左急"，右缓者，湿也，左急者，风也。以上症情，均从望闻诊三者所得，胸中虽已雪亮，则又不得不口问以证明之。其言"初病忽热忽温"者，湿邪游行于募原也；"头重如裹"者因于湿则首如裹也。腰痛欲拊扣者，湿浊则转折艰难也，此则初时之状，合诸望闻诊而亦同者也。然考之于今，则神识呆钝，昏昏欲寐，湿蒸于内，将蒙蔽膻中矣，不可不急救者也。若肢节瘈疭，咳痰映红，溺溲短缩，便溏带血之症，则时师妄表妄汗、妄攻妄下之变症，非病之本根也。其不饥不渴，环口微肿，唇干不红，舌白糜腐者，医家见热投凉，窒塞其脾胃之机，气血之路，所以有此现象也。故案中又引仲景之说，证明其禁忌，而以有形无形，分是病之在血在气。定用药之法度。其审慎周详，为何如耶？

【证】羚羊属木，入厥阴能平搐搦；茵陈利水，入足阳明能清湿热；银花解毒，连翘泻火，通草引热下降，而利小便；腹皮体性轻浮，而散滞气；猪苓为利水之专药，泽泻为湿热之要品；茯苓皮通水道，开腠理。至宝丹启包络，逐秽恶。综前九味，虽与前方相仿佛，然前方之理湿为轻，而此方理湿为重；前方但清肺热，而此方侧重平肝；前方则兼顾脾胃，此方则专清脾胃之湿热。同一气分，而有深浅之不同，其不同之点，即其审症之精也。

案二十一　清润通络法

古人治胁痛法有五，或犯寒血滞，或血虚络痛，或血着不通，或肝火抑郁，或暴怒气逆，皆可致痛。今是证脉细弦数不舒，此由肝火抑郁，火郁者络自燥，治法必当清润通络。

潮瓜蒌　炒香桃仁　归身　新绛　炒白芍　炙甘草

【疏】《内经》云：足厥阴肝经之络令人胁痛。则胁痛总属肝经之病。然其病之来，亦各有其因也，故案中云"古人治胁痛法有五，或犯寒血滞，或血虚络痛，或血着不通，或肝火抑郁，或暴怒气逆，皆可致痛"，历考用药之法，则不外伐肝、泻火、祛痰，及逍遥散、疏肝散、左金丸、当归龙荟丸等。而是证竟出于此五者之外，盖其所异之处，则在"脉细弦数不舒"，故断其为"肝火抑郁，而火郁者络自燥"此等叶老之创论。"治法必当清润通络"，亦叶老之创格也，余故采取其方而一论焉。

【证】瓜蒌甘寒，不犯胃气，能降上焦之火邪；桃仁苦泄，专破血闭，散肝经之血结；归身活血中守，新绛入络祛瘀，白芍药收阴气而泻邪热，炙甘草补中宫而散表邪。合六味成方，养血和中去瘀之品为多，而清润之药，则只用瓜蒌，不用石斛、沙参、麦冬；通络之药，只用新绛不用丝瓜、钩藤、秦艽者。盖一则取其润燥而不伤胃气，一则取其能通络而兼能行血。药贵专而忌杂，此先生之用药所以高人一等也。

案二十二　春温下利治法

汪天植，脉数如浮，重按无力，发热自利，神识烦倦，咳呛，痰声如嘶，渴欲热饮。此非足三阳实热之症，乃体属阴虚，冬月失藏，久伏寒邪，已经蕴遏化热，春令阳升，伏邪随气发泄，而病未及一旬，即现虚靡不振之象，因津液先暗耗于未病时也，今遵春温下利治。

淡黄芩　杏仁　枳壳　白芍　郁金汁　橘红

【疏】"脉数如浮"，极易误认为表热；"重按无力"，极易断为肾虚；"发热自利"，似葛根症；"神识烦倦"，似阴虚症；"咳呛，痰声如嘶"似肺热；"渴欲热饮"，则似内有虚寒。夹杂不清，下手实难。先生乃执定"发热自利，咳呛，痰声如嘶"之见证，断为伏寒化热，作春温下利治。不以"虚靡不振"而用补，不以"渴欲饮热"而用热，不以"脉重按无力"、证之"神识烦倦"而用滋阴，其识力、其手段，真不可及也！

【证】黄芩味苦，淡者轻飘而升，入肺清解表之热；杏仁辛苦，功能散邪降气，入肺除风热咳嗽；枳实破气化痰，白芍敛阴退热，郁金散血滞，橘红化痰湿。药虽六味，化痰、降气、散滞、泻热，面面俱到，对于是证，无丝毫遗漏。方极轻清，竟然能消大病。古人云"药贵专而忌杂"，又曰"轻可去实"，先生盖得其法外之意也。

案二十三　温热虚症治法

（朱先生春温症附暑湿热）

劳倦嗔怒，是七情内伤，而温邪感触，气从口鼻，直自募原中道。盖伤寒阳证，邪自太阳次第传及。至于春温夏热，则鼻受气，肺受病。口入之气，竟由脘中。所以原有手经见证，不比伤寒足六经之病也，其原不同，治法亦异。仲景论温邪不可发汗，汗则劫津伤阳，身必灼热，"一逆尚引日，再逆促命期"；又云"鼻息鼾""语言难出""剧则惊痫、瘛疭"，无非重劫津液所致。今病发热，原不是太阳客邪见症，所投羌防辛温表汗，此误即为逆矣。上窍不纳，下窍不便，亦属常事，必以攻下希图泻热。殊不知强汗劫津而伤阳，妄下劫液更亡阴。顷诊脉两手搐而战，舌干燥而无苔，前板齿干，目欲瞑，口欲开，周身灯照，而淡晦斑纹，隐隐约约几时来，时有呃逆，因胃乏谷气而中空，肝阳冲突，上冒肆虐耳。为今返正，先与糜粥，使胃中得濡，厥阳不致上冒，而神昏之累可已。进药之理，甘温可以生津除热，即斑疹亦不足虑。观仲景论中邪少虚多，阴液阳精并涸者，复脉汤主之，谨仿此义。

炙甘草　人参　生地　白芍　阿胶　麦冬

【疏】伤寒温热之病，治者每夹杂不清。病本伤寒也，误以温热治之，则必有寒中之变；病本温热也，而误以伤寒治之，则必有热厥之虞。故治四时之病，宜分别清楚六气之感，宜考求其始，而不能乱投。所以先生于此案中反复讨论，引经据典，使人晓然伤寒温热之分，误汗误下之弊，其苦口婆心，真若生公之说法也。案中云"劳倦嗔怒，是七情内伤"，则郁火伤肝，脏中先有伏热。古人云：冬不藏精，春必病温。肝既受伤，肾安得不病。此所以温邪易入也。况温热之邪，又从口鼻直入膜原中道。而膜原又为少阳之部位，引动伏火，安得不发温病。然初起之时，恶寒发热，状类伤寒，治者每误认辛温。故下文又言"鼻受气、肺受病"以明之，提出伤寒太阳传入之次第以证之，更以"温热见手经症，伤寒见足经证"以分之，犹恐人不能相信也。又引仲景之文，以申明温热之治，不同于伤寒。故其投辛温也，即仲景之所谓一逆也；其误投攻下也，即仲景之所谓再逆也。妄汗妄下，均足以劫津液而伤其阴阳，而病则由轻至重，由重而至于棘手矣。先生对于庸医误治之，每每提出一二，于病案中流露，以阐明仲景之学。今观者一目了然，其辅翼之功为不小也。至"诊脉两手抽搐而战"者，阴虚极也；"舌干燥而无苔"者，津液大伤也，此妄汗之害也；"前板齿干"，阳明虚热也；"目欲瞑"者，肝阴不足也；"口欲开"，脾阴虚也；"淡晦斑纹"者，胃虚而有热也，此妄下之害也。呃逆者，肝犯胃也。此则七情之肝火，与伏热并发。故传变至于此极也。在世俗之医，见此等证候，必致手足无措，头绪纷繁，不知从何下手。先生乃进糜粥以养其胃，使后天之气不绝。然后以甘温之品投之，置斑疹之证于不顾，盖深得于"甘温能除大热"之一言也，其识力为何如耶。

【证】炙甘草补三焦之元气，能协和诸药，使之不争，盖所以平其误治之药，和其中而安其神明也；人参大补元气，生津止渴，泻火除烦，治虚劳内伤发热，妄汗妄下之后，不得不用此挽救阴阳，为发陈蕃秀之机；生地性辛凉而滑利流通，补中焦之精汁。白芍味酸，泻肝降火，补脾阴而收妄汗；阿胶清肺养肝，补阴液而又滋肾；麦冬润肺养阴，通胃络而又能生津。以人参麦冬言，为参麦散，能消无形之气热；以甘草白芍言，为化土汤，能和肝脾之气机，生地、阿胶，峻补其阴。邪热可清，而肝阳不致上冒矣。其不用桂枝、生姜、麻仁、大枣、清酒者，病不由于伤寒，乃从温热误治而来，不当再以温品劫之也，其处方用药，非周到之至耶。

案二十四　温病正治法

温邪有升无降，经腑气机交逆，营卫失其常度，为寒热，津液日耗、渴饮不饥，阳气独行，则头痛面赤，是皆冬温骤暖，天地失藏，人身应之，患此者最多。考古人治温病忌表，误投即谓劫津液，逆传心包，最怕神昏谵语妄狂，治病以辛甘凉润为主。盖伤寒入足经，温邪入手经也。上润则肺降，不致膹郁，胃热下移，知饥渴解矣。

嫩竹叶　桑叶　杏仁　蔗汁　麦冬　生甘草　石膏（冰糖净炒）

【疏】古时伤寒有专书，而温病无专书，其说每寓于伤寒之中，故欲贯通温病之治法，当于伤寒书中细细求之。其识力见解，非庸人所能企及。故俗医治病，每有治温以热，治寒以凉之弊，未明审证之法，所以开手易误也。先生于上案中，提纲挈领，既示人以寒温之大法。而此案则更谆谆告诫者，盖前案为治内伤之温病之法，而此案则示人以治温病之正法也。案中云"温邪有升无降"者，非时之气，口鼻吸入，肺先受之。肺气得邪上逆，必致咳喘不已。经腑气机交逆者，表不解而郁蒸，腑气不通而内结也。营卫失其常度者，气机逆而寒热加甚也。津液日耗，渴饮不饥，皆为内热极炽之证。

当时医家必有疑为伤寒，而主张以辛温解表者，故先生不惮烦劳，再于案中揭出温病忌表及误投逆传之证，以高来者，又立辛甘凉润之方，以为治温病之大法，而使"肺润下降，胃热下移"二句，真治温病之良言也。

【证】竹叶解热除烦，治咳生津，和平之品；桑叶凉血润肺，寒热出汗用此可除；杏仁有下气之功，专治有余之证；蔗汁具寒滑之性，专泻中宫之热；麦冬润肺养阴，能通胃络；甘草和中泻火，可补益脾元；石膏清阳明之邪热，为自汗、烦渴、头痛之圣药，用冰糖净炒者，借其补中之力，佐阴寒之物，无损伤脾胃之虑，亦犹白虎汤中加粳米之意，而此则病人渴饮不饥，谷食之品，必嫌厚腻，故不加粳米，而以冰糖代之，神明于古法之中，超出于古法之外，先生真聪明人也。盖以上六味，均为润肺降气之药，而此石膏一味，乃阳气独行，头痛、面赤、烦渴之要品，乃顾忌若此。在浅识者，以先生为矜奇好异，故意欺人，而不知实有至理在其中也。

案二十五　体虚阳明症治法

邪热盘踞阳明，体虚不耐重剂，宜轻用苦辛通泄为主。

连翘　杏仁　生香附　橘红　滑石　鲜荷叶　通草银花

又方　米仁　连翘　银花　橘红　通草　青荷梗

【疏】阳明之治法，内热不大便而谵语，承气汤；大烦热，大渴饮，白虎汤；气上冲咽喉，瓜蒂散；烦躁而懊恼，栀子豉汤；发黄，茵陈汤，尽之矣。今先生乃因病人体虚，不耐重剂，而对于盘踞阳明之邪热，不用白虎汤，改用苦辛通泄之轻剂，不特于阳明门中添一新法，即体虚之阳明病，亦不至因重剂而致变矣。

【证】连翘味苦性寒，解热散气；杏仁味苦性温，降气泻火；香附开九窍，通经络，生则上行胸膈，外达皮毛；橘红和中宫，化痰气，专主肺家咳嗽，虚损为宜；滑石清火化痰，荷叶解暑清热，通草通窍退热，银花解热养血，无重实致变之忧，有清巧清灵之益。古人每言清可去实，若此方是矣，宜乎近世医家，师其遗法之众也。

又：照前方去香附者，不必开上窍也；去滑石者，不必开下窍也；去杏仁者，不必降气也；荷叶易荷梗者，取其通气也；加米仁者，取其清补脾土。其时必阳明之邪热渐退，而可以略用补益以和中也。

案二十六　湿着丹疹治法

舌白，肢厥，语错，丹疹背多胸少，汗大出，此湿邪着于气分，邪郁气痹，故现外寒，非虚脱也。生地、阿胶滋阴凉血，则气湿愈阻，此属邪郁，不但分三焦，更须明在气在血。

羚羊角　天竹黄　射干　川贝　米仁　茯苓　石菖蒲

【疏】舌白者，邪尚在表；肢厥者，四肢逆冷，以此而论，则似为虚寒欲脱；而以错语丹疹观之，则又似热盛欲昏，胃热郁蒸之象，病情复难，莫此为甚。而先生乃以舌色之白，丹疹之背多胸少，决其病之尚在气分。要以汗之大出，定为湿邪留着。其眼明，其识定，非先生谁能之？曰：汗大出何以知其为湿邪留着也？曰：此病非一日矣，其汗出也，必有为之发之者。仲圣曰：发其汗，汗大出，但风气去湿气在，是故不愈也。于此可知强汗之大汗，而病不愈者，必为湿着无疑。则四肢厥逆之见证，非虚脱，而为邪郁气痹明矣。俗医不察，见前医之发表不效也，改用滋阴，不知发汗之误，其弊在不如法，其害小；若滋阴之弊，则气湿愈阻，邪郁更甚，而病必加重，先生所以不责误汗而责滋阴也。至不但分三焦，更须明在气在血，真临证之良言，而医家之要务也。

【证】羚羊角为丹疹之要药，邪毒并在气分也，而不能透发者宜之；天竺黄为清热之要药，风痰壅于心肝而不能开豁者宜之；射干泻实火，川贝豁燥痰，米仁和中，茯苓利水；石菖蒲味苦性凉，有开窍逐秽之功。综上七味，皆为泻实火、开湿浊之品，不几于舌白邪尚在表之言，相悖缪耶！曰舌之白者主肺，此表指肺而言。浊邪壅塞肺窍，气机不运，故舌白也。且古人有言曰：大热入胃则发斑，微热入胃则发疹。今丹疹已见，语言已乱，病为实热积于胸中，皎然明白矣。故见其肢厥丹疹也，则用羚羊角以透之，见其语错也，则用天竺黄、石菖蒲以开之；肺家之病，非咳不出，则用射干以清之，川贝以豁之；米仁、茯苓，则湿家之主药，而为方中之佐使也。

案二十七　温气遏伏治法

目赤，唇焦，齿燥，舌黑，嬉笑错落，发哕，发斑，温气遏伏之象。

绿豆壳　银花露　方诸水　犀角　川贝母　人中黄芦根汁　徐徐温服。

又方　金汁拌人参　银花露　鲜菖蒲　元参　鲜生地　羚羊角　真金箔　徐徐温服。

【疏】目赤者，肝肺热也；唇焦齿燥者，脾胃亦热也。嬉笑错落者，热入心包络也；发哕、发斑者，热入阳明胃也。此非体虚，非误治之病，乃正当温病也，故方中均用凉透解毒之品。惟发热发斑之后，元气不免内竭，故又须兼顾其本，所以后方又加入大补之药，以救起阴阳。予之所以取此方者，盖以黄芩、连翘、葛根、大青等药外，尚有此解毒凉透之品，以见医药一道。见证用药，实随人心之灵机为转移，确有不可思议之妙理妙法，而非刻舟求剑者所可梦见也。

【证】绿豆壳性寒而解热毒。银花露气芳而清暑热，方中诸水清神定魄。川贝母润燥除痰，人中黄清热化痰，托痘疹热毒。芦根汁降火利水，止烦渴郁热。至犀，则全身之精灵，皆聚于角。而足阳明胃为水谷之海，饮食药物必先受之。故犀角能凉血散血，以通利阳明之血结，而为惊狂痘斑等证之要药。此方均属清凉透解之品，其病虽属温热，然药非温服，必易内滞，变化堪虞，故以徐徐温服，为是方之法，使药质不致内滞，而力可祛痰，使药气易于通行，而性可不变。方固巧妙清灵，而其法，实亦有无穷之妙理也，凡喜投凉药者，当由此取法矣。

又：金汁大解热毒、温热时行，下咽立减，惟苦寒之品，易夺天真，今以人参浸拌，则泻火之中，有扶元之力，苦寒之味，有生发之功矣，元参、生地者，唇焦齿燥舌黑之要药也。其所以不用方诸水、川贝母、人中黄、芦根汁、绿豆壳者，必其目赤、错落、发哕之病势渐退也。以犀角易羚羊角者，血热毒盛，犀角均为必须之药。若热毒并在气分，而欲使丹疹起发，恶血流于他处者，则非用羚羊角以分解其势不为功，盖犀角之治为深，而羚羊角之治为浅也。若金箔，则取其制肝降痰逆，重以镇之之意耳。

案二十八　甘寒养胃法

五十七岁，丰腴体质。适值过劳，阳气受伤，呕吐食物，无头痛身热，已非外感风寒。而间日烦躁渴饮，唇焦舌黑，是内伏热气，由募原以流布三焦，亦如疟邪分争营卫者然。然有年积劳既久，邪伏客病本轻，脉小缓，按之不为鼓击，可为征验。且二便颇通，略能纳谷，焉有停滞积聚？仲景于瘅热无寒之条，不出药方，但曰以饮食消息。后贤参圣意，甘寒以养胃阴，其热自解。要知表散之辛温，消滞之苦温，以及苦寒沉降，多犯圣训戒律矣。

鲜生地　甜杏仁　麦冬　花粉　竹叶心　青蔗汁
连翘

【疏】丰腴体质，中气必虚。又值过劳，中阳更燥，阳愈燥而阴愈亡。胃液干涸则不能运化，此所以呕吐食物也。而当时医家病家，必有误认此病为外感风寒、积食停滞等证，随意乱投药饵者。故先生以无头痛身热，已非外感告之。然其见证，尚有间日烦躁渴饮之候，浅识者不能无疑于外感之未尽，乃以唇焦舌黑之现象，指为内伏热气，由募原以流布三焦之如疟症。而内伤与外感之分，即有识者，亦不能断然无疑，乃更以脉小缓、不鼓击以证之。二便略能纳以晓之，观下文所用要知以及多犯等字，可见前次诸医乱投方剂之不当，而审证用药，当格外谨慎，其垂戒也深矣。至瘅疟之病原，一因肺素有热，腠理开发，风寒舍于皮肉之内，分肉之间，发则阳气独盛，其气不及于阴，故但热不寒；二因其人素有火症，复挟饮食与痰，每多热而不寒。治法阳气盛者，均宜清火，而挟食与痰者，又当参以消导。今此症则由劳伤而得难阳气独盛，苦寒之品，万不可投，故宗仲圣言外意，而以甘寒养胃为治也，学者识之。

【证】地黄甘寒，补中焦之精汁；杏仁苦降，有下气之功能；麦冬润肺养阴，能通胃络；花粉生津降火，润燥化痰；竹心止渴生津，连翘解热散气，青蔗汁和中清火，其寒散解毒之功无与伦比。方止七味，甘寒养液之品居其五，苦降及苦寒之品，各居其一，所以然也，无杏仁则气不降，无连翘则不能通行十二经也。方极清灵，凡病之属于阳胜者，均可取用焉。

案二十九　劳热内迫调治法

诊脉左虚大，右涩小弱。症见目瞑、短气、遗尿、肢掉，神识渐迷，渴不欲饮，侵早稍安，晡时烦躁。此乃积劳元伤，热气内迫，劫烁脏液，致内风欲扰，有痉厥之虑。仲景谓元气受伤致病，当与甘药。就暑热伤气，亦属发泄所致。东垣发明内伤暑病益气诸法，足为炳据，若攻动表里，是速其散越耳。

　　麦冬　生甘草　鲜莲子　知母　竹叶心

　　【疏】左脉虚大为伤阴，右脉涩小为精竭。目瞑、肢掉，肝将绝而风发也。短气、遗尿，肺虚极而膀胱失司也。神识渐迷，心脏亦将波及矣。犹幸渴不欲饮，津液尚未尽竭。侵早稍安，肺气犹能自振。而究其病根之所在，则晡时烦躁是也。盖胃为后天之本，胃阳独旺，熏灼五脏，未有不竭烁津液者也。此等证候，甚为难治。因欲得其平，颇非易易。故先生引仲景之言，谓元气受伤致病，当与甘药，是自正治。至"就暑热伤气"一节，谓即使此病不由于积劳热盛，而为暑热内侵，则亦属过汗所致。当以东垣为法，而忌用攻表攻里之药。况此确为劳热，安可不以甘寒和胃为主耶，后之学者，对于此等方案，宜反复寻思，三致意焉也可。

　　【证】麦门冬治上焦不戢之焚，生甘草退一身虚火之热；知母壮水清金，清阳明独胜之热；竹心清心泻火，消暑利湿而除烦；麦冬、生草，为劳热之圣药；知母、竹心，又为晡时烦躁之良方。合此四味，对于是病，已属面面顾到，而尤妙在鲜莲子一味，盖用人参，则恐其升；用白术则防其燥；用山药则嫌其涩；用远志则惧其酸；惟此益气滋阴，补虚泻火之品，加入其中，使心脾有相生之力，肝风无内炽之虞，而诸恙可渐除也。

案三十　和阳存阴法

阴液损伤，阳气上冒，衄血，咳痰，理宜和阳存阴，冀津液稍复，望其转机，至于疏滞、解表、和表诸法，自然另有高见，非敢参末议也。

秋石拌人参　阿胶　鲜生地　麦冬

【疏】先生方案中，每于他人之误治者，指点明白，而此案则不云误治，不云非宜，而谓为"另有高见，非敢参末议"，不言其何故也。盖衄血、咳痰之症，断不宜于疏滞、解表、和表诸法，而所以如此说法者，必其人当时亦有名望者也。否则，直不屑教诲之意耳。予之所以取此者，因其方甚清灵，治法简易，且与用茅花、蒲黄、丹皮、四物等药者迥异，故甚为可取也。

【证】秋石滋阴润肺，人参补肺益元；阿胶清肺养肝，补阴滋肾，乃血家之要药；鲜生地流通滑利，去瘀生新；麦门冬泻火化痰，能止吐衄。是方之奇，不奇于阿胶、生地、麦冬之存阴，而奇于和阳之人参，用导下之秋石拌，人参得秋石而降气愈速，秋石得人参而祛瘀更力，二者相因而功难尽述矣！

案三十一　急救胃阴法

胃津既伤，肝风上扰，神迷肢震，面浮欲喘，病势危险，勉拟救胃阴方。

人参　麦冬　生甘草　白粳米　炒半夏　南枣

【疏】肝胃不和之病，患者最多，亦最为难治。因胃为水谷之海，膏粱肥腻之质，寒热温凉之气，甜酸苦辣之味，无不蕴藏。嗜欲愈多，病根欲深。而肝为刚脏，喜怒不得其宜，易生郁火，胃腑受其煎熬，必致津液日涸，肝阴愈亏，而肝风愈肆，胃腑愈伤。后天竭绝，其病尚可救耶？而先生乃以急救胃阴之品进，惟未悉当时服此者能否收效，此则一大缺憾耳！然其方固平正通达，足为后学效法者也。

【证】人参能救津液而回元气，麦冬养胃液兼通胃络，生甘草补中州而泻火，白粳米补脾胃而益气，半夏祛痰而降诸逆，南枣敛肝而补脾胃。此方骤视之，甚为平淡，然参枣同用，补气最捷，其说出于《醒园录》；参麦同用，救液最速，其名称为生脉散；至甘草、粳米，则专补后天之母；更用开结降逆之半夏以运之，乃无偏颇之患。后之谈补益者，宜弃置六味、十全而于此取法焉。

案三十二 时疫湿温治法

脉缓，舌色灰黄，头疼，周身掣痛，发热不止，乃时疫湿温之症，最忌辛温重药，拟进渗湿之法。

竹心　连翘心　厚朴　木通　杏仁　飞滑石　茵陈　猪苓

【疏】头疼、周身掣痛、发热不止，似伤寒，惟脉缓、色灰黄，为湿温之见证。世医之不能细察者，每误为伤寒，而用辛温发表之品，以热助热，必致神昏厥逆，变幻莫测。故治病当反复考察，审证明白，方可用药，否则害人不浅也。

【证】燕竹叶清心泻火，解毒除烦；连翘心解热散气，宣通表里；厚朴温能散寒，苦能泻热，腹中之湿聚可除；木通自上而下，由外而内，心下之湿瘀可利；杏仁下气化痰，治有余之嗽；滑石利湿消暑，开结聚之热；茵陈味苦性寒，清湿热之正药；猪苓味苦性平，利膀胱之要品。方中八味，均为除热利湿之药，而揆其君臣佐使之法。则理湿之药，首推茵陈，故以解毒；杏仁下气，故以为佐；木通之彻上彻下，通达内外；滑石之利窍渗湿，表里皆开，均以为使，无反复致变之忧，有轻可去实之益，处方若是，可谓难矣。然利湿者必损阴，寒凉者必损阳，均非和平之品，苟不审证确实，亦断不可妄投而致变也。

案三十三　轻清渗湿法

脉左数右缓，舌白，发热，自汗，少溲溺痛，身半以上皮肤骨节掣痛，皆是湿邪阻痹，虑其清窍蒙蔽，有神昏厥逆变幻，拟用轻清渗湿方。

连翘　豆卷　米仁　丝瓜叶　花粉　茵陈　通草　杏仁　飞滑石

【疏】脉左数为邪在气分，右缓为湿居营中。湿邪为病，苟逢体虚，必致上蒙清窍，而变证生焉。故此证之难治，不在皮肤骨节之掣痛，而在舌白、发热、自汗、少溲溺痛之病也。盖舌白当温中，而溲溺痛，则湿邪已经化热，温药当忌。在发热，当用解表之品，然湿家忌表，且自汗少，内部之阴液已亏，即羌防等亦断难胜任矣。而观先生此方，则面面顾到，清灵巧妙，询堪师法也。

【证】连翘味苦微寒，乃利湿通行之要品；豆卷味甘性平，为湿家氤氲之妙药；米仁利湿而兼清补，花粉润燥而起阴津，丝瓜叶轻清空通，能行经络；茵陈草化痰发汗，湿热正药；通草理血分，通窍退热；杏仁散寒气，下行逐滞。而领导湿热之邪，均从膀胱而去者，则惟滑石一味。盖湿滞则气机不畅，湿行则血脉流通，自能一服而愈也。

又此方之妙，全在豆卷、茵陈、连翘、滑石、杏仁五味。盖豆卷、茵陈有解表之力，则发热可除。连翘清热，滑石理湿，则溲痛可解。至杏仁则温能散肺寒，舌白可去矣，此我所以云面面顾到也。

案三十四　湿温久病攻补法

脉细，舌灰白，渴不能多饮，膨闷不知饥。湿温半月有余，病邪虽解，除湿未尽，良由中宫阳气郁遏，失宣畅机关，故舌喜得香味，理宜护持胃阳，佐以宣浊驱湿，未可再作有余攻伐，虽取快一时，贻祸非轻小也。

半夏　人参　厚朴　橘红　茯苓　枳实

【疏】脉细者，内阳已亏。舌灰白者，湿邪未尽。膨闷不知饥，则胃阳不动也。至渴不能多饮，此为湿邪未尽，内阳不运，正当之见证。故先生以此见证为提纲，不因舌之灰白而尽用理湿，不因脉之细而全用温补，不因胸之膨闷不饥而用攻伐消导。乃竟另出奇法，补益与攻伐兼施，理湿与运中并用。方虽六味，而所包则甚广也。学者于此等方案，当细细研究其理，则用药自无虚发矣。

【证】半夏能开结而降诸逆，为中宫枢机之剂；人参能补气而保脾元，为宣畅气机之品；厚朴理湿温中，橘红理湿利气；枳实有破结降滞之能，茯苓有渗湿导滞之功。方虽六味已得八阵之全，其法顾不广耶？

案三十五　肝木乘脾虚实互治法

陈，诊脉左带微数，右关微弦，胸脘痞闷，右眼角赤，皆是肝木乘坤土。经旨有"肾藏志，脾藏意"，今梦寐惊惕，是见不藏之象。倘调养失宜，内有七情之扰，外有六淫之侮，再经反复，药饵无过草根树皮，焉能有济？并重言以申其说。

人参　半夏　枳实　茯苓　干姜　小川连

【疏】肝为将军之官，一有偏胜，为病甚多，而以肝木犯胃土之症最为难治。盖木旺则土虚，脾胃为后天之本，不能灌溉脏腑，必致变症百出。然究其原，肝木之所以偏旺者，肾水之不足致之；肾水不足，由于肺气不下交；而肺气之不下交，实由于脾胃之不能健运；而脾胃之所以不运，则是由于肝木之乘土。转辗相因，肾不足而志愈不藏，脾受损而意愈不固；志意不能藏固，则神魂飞扬精神内乱，而其病益将反复而不可治矣，此先生所以苦口婆心，重言以申也。

又按：此等病虚中有实，实中有虚，其所立之方，最宜研究。

【证】人参补五脏，安精神，为大补中宫柔和之品；

半夏开诸结，将湿痰，为敛肺气下交之物；枳实有制风清热之功，茯苓有健脾和胃之力，干姜治胸满而温中，黄连镇肝阳而清火。二者合用，不致有过胜之弊，斟酌尽善，无一处不顾到，询堪效法者也。

案三十六　通阳润燥病中调理法

第二案　六脉略和，舌苔已退，胸脘稍宽，渴饮，至胃微觉呆滞，大便干燥，势见阴枯阳结。通阳之中，佐以润燥，亦属至理；至于调养静摄功夫，不必再赘。

柏子仁　苁蓉　归须　炒桃仁　块苓　桂心

【疏】投药后，六脉略和，此为吉兆。而渴饮至胃，微觉呆滞者，胃阳未复也。大便干燥者，前方只用气分之药，未用润燥之品，故病势转见阴枯阳竭之象。且肝木乘脾土之证，每多燥证。苟不用血药以润之，则其风易动，势必变证蠹生。故此方虽于通阳之中，佐以润燥。然考其弦外之意，则专以润燥为重也。噫！病中而兼调理之方，其用药极难，稍不留意，每多流弊，于此亦可见先生之小心谨慎矣！

【证】柏子仁养肝养血，益智安神，肉苁蓉补精补血，强筋益髓，归须破血而下行，桃仁去瘀而润肺，块苓健脾胃而交上下，桂心入心脾而通中阳。此方补益中有破逐之品，润燥中有流通之剂。与前方同为六味，而立法完全不同。前方属于气分，而此方属血分。眼明手快，救弊补偏，此先生调理中应变之方也。

案三十七　上膈宣阳调理法

第三案　立夏日，诊脉气和，病情减，清晨微觉气闷，阳气尚未全振。再论人身中阴阳二气，每相眷顾，阳病久必伤阴，阴病久必伤阳。故病久之体，调养失慎，必致反复。谆谆至嘱，进苓桂术甘汤以宣通上膈之阳。

桂枝　茯苓　白术　炙草

【疏】脉气和，病情减，则已渐愈矣。其所病者，惟清晨微觉气闷而已。先生以苓桂术甘汤进之，使心阳振而脾胃之气复，则饮食进而体可日强矣。至"人身中阴阳二气，每相眷顾"一节，至理名言，后学者所当服膺而勿失者也。

【证】茯苓健脾和胃，桂枝健脾温中，白术为脾家之正药，甘草为补土之神丹。此为专补心脾之正法，不特与第二方立法迥殊，即与第一方之法亦各不相同。盖调理方，初则尚须顾及病情，渐愈则不妨有峻补之法矣。

案三十八　下焦调理法

第四案　年过五旬，肾气本弱，病缠日久，脾土亦馁。肾恶燥，脾恶湿，经旨昭昭，若欲平稳，宜乎分治为安，是将来调补丸药章旨。今上膈已宽，且进下焦调补为法。

苁蓉　归身　杞子　茯神　小茴　柏子仁　天冬　巴戟　牛膝

【疏】观于此案，可以知其调理方法之步骤矣。第一方理气分之病，第二方理血分之病，第三方理其中宫，第四方理其下焦，秩序井然，法律严谨。当诸恙迭来，虚象百出之候，择其病中之最堪注意者，逐渐荡平，则自无顾此害彼之患矣。若"肾恶燥，脾恶湿，分治为安"一节，此则治脾肾之不二法门，而亦后学所当深知者也。

【证】苁蓉补精而不燥，归身养血而中守；杞子养肝益肾，兼能兴阳；茯神健脾益智，并通心气；小茴开胃理气，散下焦寒湿；天冬益肾润肺，能开转闭藏；柏子仁养肝血而和脾，巴戟天强阴精而益肾，牛膝则能平肝强肾而下达。计上九味，补肾之味为多，而攻实破滞之味则不与焉，此峻补肾家之方，而不碍脾脏者也。

案三十九　辛甘化风调理法

第五案　病减六七，惟纳食不易运化，饮食不易下趋，口中味淡，时或作酸，大便燥坚，乃脾阳不振，肾阴未复，故润剂之中，佐以辛香，有合经旨，辛甘化风之意。

柏仁　小茴　苁蓉　车前　茯苓　牛膝　归身桂心

【疏】大病之后，必以饮食为先，方能渐渐复原。而饮食之能消化与否，则在脾胃之旺与不旺，故在病后不易消化，亦意中事也。苟遇是证，不可一味蛮补，当辨其虚中之实，实中之虚，以为进退。案中云"病减六七"，则病尚未大愈。脾不能运于中宫，此为必然之事。至"饮食不易下趋，口中味淡，时或作酸"，则由胃中枯槁，津液不足，而肝木肆横也。故病愈六七，而食不运化，是谓实中之虚；胃中枯槁，肝木肆横，是谓虚中有实。然推究其原，则由肾阴之未复也。观案末云"润剂之中，佐以辛香，有合经旨'辛甘化风'之说"，则可以知其拟方时之匠心独运矣！

【证】柏子仁养肝养血，又养心气以和脾；小茴香开胃理气，又散风以祛湿；肉苁蓉专补肾阴，车前子专化肝热，茯苓理湿导滞，牛膝下达通利，归身养血，桂心入心。所谓润者，柏子仁、肉苁蓉、归身三味是也，亦即所谓甘也。所谓辛者，小茴香、归身、桂心等是也，亦即所谓佐以辛香之意也。补肾而无湿土之忧，补火而无涸水之弊，此所以能化风也。

案四十　润燥通幽调理法

第六案　脉神俱安，大便艰涩不爽，脐间隐隐作痛。高年肾阴暗亏，血液不能灌溉四旁，肠中枯燥，更衣颇觉费力，拟进通幽法以润之。

归须　红花　郁李仁　柏子仁　麻仁　生地　升麻

【疏】调理最为难治，盖一方之中，每多不能顾及也。上方因脾阳之不振，肾阴未复，故君以滋润之品，佐以辛香之味，扶脾润肾，其法至善。今案中云"脉神俱安"，则此方得效，已可概见，而此时病人之所患者，仅在大便艰涩不爽，脐间盈盈作痛而已。当脐属肾，则肾阴之亏，更可由此证明矣。故先生更不作别治，而用通幽之法也。

【证】当归为养血润肠之品，须更能破血下流；红花治血热血燥之药，少用能生血下行；郁李仁滑能去着，柏子仁清肃下行，大麻仁润燥通肠，生地黄流通滑利。此六味均属益脾养肾，通幽润滑之品。而其方中之最妙者，则莫如升麻一味，因其质体空通，对于人身之清气，升转尤捷。清气一升，浊阴自降，而此六味滋润下行之品，得此一转，则无阻滞隔阂之弊矣。东垣先生用之于补中益气方中，恐但补其气而清气不升也。先生师其意，而用之于润燥方中，恐浊阴一降，而清气亦与之俱降也，其用意深矣！

案四十一　温填通阳上下两顾调理法

第七案　两日连次更衣，脐间疼痛已至胸膈之间，略觉不和。则知病缠日久，不独血液受亏，气分亦为之不振。拟温填药饵，佐以通阳，庶几上下两顾。

苁蓉　块苓　杞子　小茴　柏仁　牛膝　人参巴戟

【疏】第一、二、三、四方，已说明于前，第五方则注重脾肾，盖先后两天，为人生之本也。第六方则因地道难通，故用下行之法。然通幽一方，于通利之中，仍寓有补益及救逆之意。至第七方，则更衣已便，脐痛亦止，乃综上六方而并用之，于是其法始全。而调理之道，亦尽善矣。合观此数案，细心考察，则可以知其对病用药进退之妙法。

【证】肉苁蓉补精血，又补肾阴；枸杞子养肝肾，又助肾阳；柏子宁心，小茴开胃，人参补气，巴戟强阴，茯苓理湿开胃，牛膝下达通利。药虽八味，已面面俱到矣。故案中所云温填者，苁蓉与巴戟是也，而不失其流利之气。所云通阳者，枸杞与小茴是也，而不失其助阴之力。所谓上下兼顾者，柏仁清肃于上，牛膝坚强于下，茯苓有上下交和之妙用，而人身之精气神，亦可随之而流转于无穷矣。要其此方之归，则"滋填肾阴"四字尽之，即峻补先天之道也。

案四十二　湿热大病之无上妙治法

雨湿地蒸，潮秽经旬，人在气交之中，口鼻吸受，从上内侵，头胀脘闷，肉刺骨痛。盖肺位最高，其气主周身贯串。既被湿阻，气不运通，湿甚生热。汗出热缓，少间再热。凡风寒得汗解，湿邪不从汗解耳。仲景云："湿家不可发汗，汗之则痉。"谓湿本阴晦之邪，其伤必先及阳，故汗、下、清热、消导，与湿邪不相干涉也。湿也，热也，皆气也。能蒙蔽周身之气，原无形质可攻。由上焦不为清理，蔓延中下二焦，非比伤寒六经，自表传里相同。河间畅发此义，专以三焦宣通为法。明张司农，亦以苦辛寒主治，总以气分流利为主，气通则湿解矣。今两旬不愈，入暮昏厥。厥者，逆乱之称，以邪入至阴之中，热蒸上冒，至神明为邪所蒙蔽矣。初湿邪下注，而大便为溏，今则气窒结闭，而大便不通。古称"热深厥深"，又云"厥少热多则病退，厥多热少则病进"，凡厥多隶厥阴也。

掘地坎三五尺，全无瓦砾，方是真土。入新汲井水，用木棍淘二三百下，取泥浆水，澄清二盏。另以绿豆皮、野赤豆皮、马料豆皮各五钱，入地浆水中煎汤一茶杯许，候温，如珍珠细粉约七八分，冰片半厘，匀三次服。

【疏】观于此案，则治湿热无余蕴矣。首段云"雨湿地蒸，潮秽经旬"者，言天时之不正也；"人在气交之中，口鼻吸受，从上内侵"者，言人受病之原也；"头胀脘闷，肉刺骨痛"者，言病来时之情形也。虽寥寥数语，然已将湿热病之大纲提清，而可了然于口鼻吸受之与外感之异治矣。至"肺位最高"至"少间再热"一节，实从仲景"湿家病身上疼痛，发热面黄而喘，头痛鼻塞而烦"悟出。盖所谓"身上疼痛"者，即"周身气不贯串"也。所谓"喘"与"鼻塞"者，即气不通运也。所谓"发热"者，即"湿甚生热"也。所谓"烦"者，即"汗出缓，少间再热"也。仲景不言肺，而此言肺者，因肺主气，而又位于最高，口鼻之吸入者，必先中太阴也，此先生独具双眼之处，而开后学无穷之利者也。至其下至总以气分流通一节，尽属单发是症之治法。由之，则湿热大症，可迎刃而解；不由之，则病必至邪蒙清窍，而不可收拾。此等案直是一篇湿热大文，而为后学所当深思玩索，百读不厌者也。

【证】地浆水，泻热解毒；绿豆皮，舒气消湿；野赤豆皮，清热和血；马料豆皮，利湿除风；真珠镇心安神，冰片散气开窍。方药看似轻微，而一入地浆，则收效甚宏。惟取地浆之法，必须掘坎至深，见纯黄色者，方能免去杂气。否则非徒无益有害也。至绿豆皮、赤豆皮、马料豆皮，遇有湿毒郁热，留积于皮肤之间，而不散者，均可用此见效，正不必以至宝丹、苏合丸等，药之贵重者，方可谓为对证也。

案四十三　湿结气分治法

再论暑湿客气，由上受以行中道，未按经法，致三焦痞塞，逆乱为厥。厥属邪深在阴，故取地浆重阴之气。珠潜水底咸寒，少佐冰片辛热，能开热痹，直走至阴，以冀厥止。究竟暑湿热气，乃无质之邪，弥漫胸臆，如烟雾缭绕，诸宗气营气，无以展舒，焉有知味知饥，彼攻消峻克，能涤有质之邪滞，非湿结气分之治也。昔岐轩云：从上病者治其上。且上焦如雾，借轻扬可以去实。半月不更衣，断勿攻下，皆气窒使然。

川贝　米仁　兜铃　白蔻　连翘　射干　通草

【疏】雨湿地蒸之气，必为暑湿客气，而暑湿与湿热，特病名轻重之异，实无所分别也。其中人也，大异于伤寒之由表传里，有闭塞三焦，直入三阴之患。故治之颇为不易。今案中首则论其病之来源，而次则论其方药之效用，直走至阴，以祛湿暍，真所谓义理详明，无微不至。至"究竟"以下一段文字，乃论暑湿结于气分之理，及暑湿结于气分之治法也。末段云"半月不更衣，断勿攻下，皆气窒使然"句，最宜熟玩。盖不大便至半月之久，而尚忌攻下者，恐下之而额上汗出，微喘，小便不利，不可救药也。先生表扬仲景之理，每多于案中论及，若此等处是矣。

【证】川贝母消燥痰，薏苡仁清湿热，兜铃清肺，白蔻舒滞，连翘解热散气，通行十二经，射干味苦性寒，能治实火闭。通草则通窍退热，为湿家之要药。此方是散无质之湿结，开弥漫于胸膈之肺热，使大气贯串周身，所谓气分以流利为主，气通则湿自能解也。

案四十四　二虚一实偏治法

潘毓翁，中年冲气，痰升喘急，随发随止，从肝肾本病治，固是地黄饮子，用意在浊药轻投，勿以味厚凝滞痰气，但以质能引导至下，挛饮为丸。纯是浊药，柔温若归脾汤，甘温守中，养脾之营，更与痰饮冲逆相背。自七月间反复，必有暑湿客气，从呼吸而受，据述肌肤间发丹疹，浮肿甚速，膝膜映红。若但内证，未必有此。思夏秋口鼻受气，上焦先伤，与肝肾本病两途，上焦失解，理必延漫中下，而三焦皆为病薮矣。此胀在乎脉络，不在腑阳，水谷无碍者缘此。况久病大虚，温补不受，必当推其至理。伏邪引动宿病，仲景论必先理其邪，且口渴便实，岂温热相宜。自言怀抱郁结，相火内寄肝胆，如茎肿囊纵，湿壅水渍，勉以三焦气分宣通方，仿古二虚一实，偏治其实，开其一面也。

飞滑石　杏仁　茯苓皮　厚朴　猪苓　通草　白蔻仁

【疏】病之夹杂者，施治时每多顾忌，故用药实难。若此等证，以老病言，则冲气喘急为重，而冲气喘急，则为肝肾本病，是当用地黄饮子。此方为河间所立，治舌喑不能言，足废不能行，此谓少阴气厥不至，急当温之，名曰痱证。凡阴虚有二，有阴中之水虚，有阴中之火虚，此治火虚之剂，其药则用：

熟地　巴戟（去心）　山茱萸　肉苁蓉（酒浸）　附子　石斛　五味　茯苓　石菖蒲　麦门冬　远志　官桂

上等分，每服五钱，入薄荷少许，姜枣煎服。熟地、巴戟、山萸、苁蓉均为重浊之品，多投又非所宜。至归脾汤，为东垣所立，治思虑伤脾，不能摄血，致血妄行，或健忘怔忡，惊悸盗汗，嗜卧少食，或大便不调，心脾疼痛，疟痢郁结，或因病用药失宜，克伐伤脾，以致变证者，最宜用之：

人参二钱　黄芪二钱　白术二钱　茯苓二钱　枣仁二钱　远志二钱　当归一钱　木香五分　炙甘草五分

水二钟①，加圆眼肉七枚，煎七分，食远服。考人参、黄芪、枣仁、远志等药，酸收升气之品，与痰饮冲逆相背，不可轻投。然久病之躯，又具此肝肾本病之现象，断无不采古方，以为尝试者，而服此等药，则在内伤者当愈。今则非但不愈，且更屡见反复不宁之象，则必另有他故矣。故自必有暑湿客邪以下，皆推究是病原理之文。平心静气，细细斟酌，使后人知临诊之时，当证内证外，顾此顾彼，辨别感受之异，区分虚实之原，使病情尽显，然后能药无虚发也。读此等案，掩方细思，确实无从下笔。既读其案，又阅其方，则所谓三焦气分宣通，开其一面之法，真心灵手敏，而非后人之所梦见者也。

【证】滑石味辛气凉，为理暑湿之要药；杏仁味苦性温，为下逆气之妙品；苓皮行水消痰，厚朴消湿和胃；利膀胱水道，非猪苓不可；下三焦湿热，非通草不能；至白蔻仁则专舒湿困脾阳。此方之妙处，全在蔻仁一味。盖脾阳舒则湿痰自化，痰化脾舒，则肺气自能下行。再加杏仁以佐之，则痰升喘急，安有不平者哉。用滑石以清暑湿，用茯苓皮以消丹疹浮肿，用厚朴皮以和中宫，用猪苓皮以开下焦，用通草以消其上中下三焦之湿，病甚夹杂不清，而方极轻清灵活。三焦之气宣通，而肝肾之本病亦可不发，则所谓二虚一实偏治之法，即

---

① 钟：同"盅"。

不顾肝肾，而专开一实之湿结，乃先生所着案中之眼，亦为是病诸恙之纲领也。

案四十五　冬温病治法

积劳伏热，值初冬温暖，天地气不收将，伏邪因之而发，是为冬温。实非暴感，表散无谓。其痰喘气促，左胁刺痛，系身中左升不已，右降失职。高年五液已衰，炎上之威莫制。脉现左细右搏，尤属阴气先伤。烦劳兼以嗔怒，亦主七情动阳。从来内伤兼证，不与外感同法。苦辛劫燥胃津，阴液日就枯槁，故仲景凡于老人虚体，必以甘药调之。夫喘咳之来，固是肺热，以诊脉面色论之，为下虚正气不主摄纳，肾病无疑。即初起热利，亦是阴不固。拟用复脉汤。

炙甘草　炙生地　炒麦冬　生白芍　麻仁　蔗浆

【疏】内伤外感，迥不同法，此尽人皆知也。内伤外感，同时并发，则内伤重者，先治内伤；外感重者，先治外感，此又尽人皆知也。若内伤而病伤寒，内伤而病春温，内伤而病湿热，内伤而病秋燥，内伤而病冬温，此感受天地不正之气，引动伏邪而病。其病之来原，虽由外气之感触，而治法之着眼，当更以内伤为重，此先生立案以示后学之意也。故案中开首所云积劳伏热，即是病之本，为一案之提纲，而值初冬之温暖。

至"表散无谓"一节，乃提清是病之来原，及前医之误治也。其"痰喘气促"至"右降失职"一节，明是证之肝肺不和，病不由于不正之气，而更足以证内伤为重也。至"高年五液已衰，炎上之威莫制"，此则年令又属内伤之候，加以积劳，安有不精力交瘁者哉！更以"脉之细搏""体之烦劳""性之嗔怒"，均足证明内伤为重，兼证为轻。然而浅学薄识者流，每谓去病为先，除恶务尽，见痰喘气急也，乃用苦降，见胁痛不已，乃用辛散。苦降则泻热而劫胃津，辛散则发汗而烁阴液，病本不去，而人体则更困矣。先生乃师仲景之意，调以甘药，即有他病，均归纳于内伤之中，而以生津消热之复脉汤为治。此"射人先射马，擒贼先擒王"法也！

【证】仲景复脉汤，即炙甘草汤。

炙甘草　桂枝　麦门冬　麻仁　人参　阿胶　生地黄　大枣　生姜　清酒

此方中不用桂枝者，因其热也；不用生姜者，因其散也；不用清酒者，不必上行也；不用人参者，以其升补也。先生此方，乃以炙生地补血者为君，炙甘草和营为臣，麦冬之通脉为佐，麻仁之润下为使，加白芍所以除烁阴之害，加蔗浆所以和劫津之弊，峻补真阴，以消淫热。此方真慈航之甘露也。查仲景所立一百十三方中，独此方用生地、麦冬，询阳亢阴竭之妙药也。而后世之滋阴一法，实复脉开其端。

案四十六　冬温病咸降理逆法

温邪兼劳倦，从内伤治，已获小效，独左胁痛难转侧，咳嗽气触必加闪痛。想因平素操持，肝阳易炽，营阴暗耗。内经以肝为将军之官，谋虑出焉。故身中左升之气，属肝主之，右降之气，属肺主之。今面微赤而咳频，前此上焦畏热烦躁，其左升之令不已，右降之气失司，已经洞悉。经以左右为阴阳之道路，升降周行，一日夜行五十度，平日交会于气口。既为拂逆情志，而里气郁遏，冷热外加，营卫因之窒阻。此阴阳道路流行，或迟或速，无平日清明之气。是以发散消导清火利痰之品，昧于身中转旋有若天地。再论平昔精力颇健，今已大年，下焦先虚。夫下虚者上必实，眩晕、神昏、自利可见矣。以冬令藏聚返根之候，见证若是，为忽然中厥，亦属常有，此投药之难，自宜瞻前顾后。议用钱氏地黄汤意，栽培三阴脏阴，疏其三阳腑阳，俾脏主藏，腑主通，佐以咸降理逆，谷味有加，再为进商可也。

　　熟地　白芍　山药　泽泻　丹皮　茯苓　牡蛎　阿胶

【疏】此案首端，虽不书明又方，然案中云：温邪兼劳倦，从内伤治，已获小效，独左胁痛难转侧等语，则必为上案之继续治无疑。其所谓小效者，温热之邪，得甘润之品而已退也。胁痛而至转侧咳嗽必闪痛，则病反加剧，良由滋阴之品，易滞其气，且伏热虽除，积劳未复，久病之体，肝阳易升所致。然不推究其理，恐难以昭示后学。故自相因平素操持以下至交回于气口一节，乃说明左升右降之原。而下文所谓拂逆、郁遏、外加、窒阻等语，至无平旦清明之气一节，乃述明胁痛频咳之因。是以下至转旋有若天地数语，言医家治法各异，昧于升降之理，而用药相悬霄壤。以身试药，此病所以愈治愈坏也。再论以下一段文字，乃深究胁痛咳频外，新加之病状原因。然在庸腐之辈，一见眩晕、神昏、自利等证，必有误认为浊邪蒙闭轻窍，而进至宝丹、清心丸等品。此先生所以有忽然中厥，亦属常有，此投药之难之语也，瞻前顾后，而议用地黄汤，则仍以内伤为重，而余证为轻。滋肝肾，而佐以咸降理逆之法，不治其标，专治其本之意也。

【证】熟地滋阴补肾，生血生精，为此方之君药；山茱萸味酸而温，易助肝热，故以白芍之味酸性寒，养血降火者易之；山药清肺脾虚热，补脾固肾；泽泻泻膀胱水邪，聪耳明目；丹皮泻君相之伏火，凉血退蒸；茯苓泻脾中之湿热，通肾交心；牡蛎咸降镇定，能消痰结；阿胶养肝清肺，能滋肾阴。此方之妙，真如汪切庵所云：六经备治而功专肾肝，寒燥不偏而补益气血，内伤之病，以此为治，其功不可殚述也！

案四十七　养胃供肺法

汪裕，当喉痒呛甚，形寒忽热，今早便溏，卧醒咽干，不为口渴，议养胃阴以供肺。

扁豆　北沙参　南枣　元米煎汤

【疏】喉为吸咽之门，乃肺胃之路。此脏腑不病，则喉亦断不病也。考痒之义，同"养"，肤欲搔也。又释名曰：痒，扬也。其气在皮中欲得发扬，使人搔发之而扬出也，则痒为气郁不宣之现象。呛者，喉中鼓气以出，使气之郁者宣，犹肤痒搔之之意也。则呛之甚者乃痒之甚，痒之甚则为气郁之甚也明矣。然肺为华盖，气之所聚，胃为后天之母，气血之原。故胃气不升，肺气不郁，肺不郁气则喉痒不甚，而呛亦不甚。是喉之病由于肺，而金不撞则不鸣，是肺之病，由于胃也又明矣。肺主皮毛，肺不宣则形寒。胃主肌肉，胃气升则忽热。便溏者，肺与大肠相为表里，病肺而大肠之化物亦失职也。咽干者，肺胃有热。不渴者，热之虚，非热之实也。胃为阳腑得阴始安，故立方以养胃阴为主，亦补土升金法也。

【证】扁豆健脾和胃，又能解热；沙参补阴清肺，专医久嗽；南枣味甘，胃家正果；元米质糯，又益胃阴。方虽四味，收效甚宏。不特此等证投之，立见效验，即久嗽原虚，肝阳独旺者，投之亦可见效也。总之阴柔之药，易滋流弊，而谷果之品，为害较少。先生用药每多用常嗜之物，无矜奇立异之虑。人每目先生为无学而藏拙，而我则谓其心机灵巧之至也。

案四十八　失血劳伤法

秋暑失血，初春再发。脉右大，颇能纳食。《金匮》云：男子脉大为劳，极虚亦为劳。要知脉大为劳，是烦劳伤气，脉虚为劳，是情欲致损。大旨病根驱尽，安静一年可愈。

炙绵芪　北沙参　炙草　白及　苡仁　南枣

【疏】秋暑失血，是由于热伤肺络，初春再发，血因春升之气而妄升也。以此两句而论，每易误作实证，而用十灰散等劫夺之剂。今乃于再发之下，忽接脉右大颇能纳食七字，于是以脉合症，以症寻脉。考之《金匮》，究其病原，则为烦劳伤气无疑。夫劳伤其气而又加以失血，阴阳两伤，在证为不治。其所以能安静一年可愈者，盖颇能纳食，脾胃未伤，后天之母尚能转生先天之气也。又脉大为劳是烦劳伤气，脉虚为劳是情欲致损。此四句，能直抉出《金匮》之理，真不易之言，而学者所当深识者也。

【证】炙黄芪补中益气，北沙参专清肺热，炙草补三焦元气，白及补肺损而降火，苡仁清热益气、调理中宫，南枣补中益气、调和气血。此方奇在用黄芪一味，当春升之时，血溢之候，用此升提之品，不虞气升血脱之患乎？然血随气行，气旺则血自归经，况劳伤其气者，其气必亏。益其气以清其火，则自能气顺血平也。一失血症，而方中无一味血药，此岂他人所能。

案四十九　四日疟疾调治法

寒热而呕，罢则汗出，四日一发，牝疟也。疟论云：邪气客于六腑，而有时与卫气相失，不能相得，故休四五日，或数日乃作也。今脉沉弦迟，发必大吐大汗，阳气与中气乏竭，应扶阳补中，以固元气。

制川附　人参　炮姜　炒白芍　草果仁　牡蛎　炙甘草　加大枣一枚

【疏】疟之名不一，而其治法亦不一。今案首云寒热而呕，则有寒有热，其邪尚在少阳，至呕亦为半表半里证。所以然者，邪气入里，正气上冲，邪正分争，呕乃作焉。呕罢则汗者，正胜而邪退，此疟家之常态。而其最足注意也，则在四日一发，其期愈远，其病愈深。先生之指为牝疟者在此，所引疟论之言，即释此日远之因也。再以脉象证之，则沉弦而迟，弦为疟脉，沉而弦则疟病深矣，迟属虚寒，沉而迟则里阳虚也，再加以发作时之大吐大下，则中宫之阳气安得不乏竭耶。

【证】附子宣阳气而升邪郁，为回阳救逆第一品。人参补原气而泻虚火，为生津止渴第一药。炮姜助附子而逐寒邪，白芍佐人参而收虚汗，草果驱瘴疠而截寒疟，牡蛎涩精气而截温疟，炙草调和中宫，大枣通行经络。考此方之义，附子炮姜以扶其阳，人参炙草大枣以补其中，白芍牡蛎以固原气，盖所以止大汗大吐而收散失之元阳也。

案五十　消中证治法

善食而饥，经瘅成消中，膏粱蕴热过也。禁芳草药石，药石发癫，芳草发狂耳。自应清胃淡薄蔬食，庶可获愈。

蒌皮　枳壳　川连　郁金　金石斛　连翘　焦神曲

【疏】善食而饥则中宫之火已炽，经历也，瘅黄病也，消中者能食而瘦也。病既由瘅黄而来，则为膏粱之变，湿热蕴蒸无疑。而湿浊蕴蒸之病，易用开泄重坠之药，故先生特提出禁忌。意谓是证也，由脾热而来，芳香之品易生脾气，得之则饥愈甚而发狂矣。是证也，由肾虚而致，药石之品，性极慓悍，得之热愈炽而发癫矣。此两句乃消病禁忌之真谛，而为后学所当切记者也。

【证】蒌皮清肺火，枳壳化痰积，川连降中焦之火，郁金开肝家之结，石斛养胃阴，连翘降湿火，神曲理气化痰以安其中，此方所用之药，虽非大寒大凉之品，而清润苦降，开结消痰，无开泄重坠之虞，有清胃化火之力，询膏粱蕴热对症之药也。

案五十一　阳明中暍治法

脉洪大，烦渴，汗出，阳明中暍，的系白虎汤候也。

石膏　甘草　麦冬　知母　粳米

【疏】承气汤治胃家有形之热结，故重在直行下泄；白虎汤治胃家无形之热结，故重在清肃气分，此二方也，均胃家救逆良方也，然用之一不审慎，则其害亦未可言。是故发热无汗、表不解者，不可与白虎汤；血虚身热、脾虚发热者，不可与白虎汤；即面赤烦躁，脉大而虚者，为阴盛格阳，更不可与白虎汤。必如案中所云：脉洪大，烦渴，大汗出，方是白虎汤的证。余之所以取此方者，因其案只寥寥数语，而竟能将白虎汤证治包括靡遗也。

【证】石膏性寒味甘，寒能胜热，味甘归脾。知母气寒味辛，气寒主降，味辛能润，此为土中泻火之上剂。然苦寒之品，恐其伤胃也，乃以甘草之甘缓，以缓寒药之寒，再以粳米之甘，培形气而生津血，奠安中宫，不致有伤脾损胃之虑矣。此方也，真治暍之良方也。

案五十二　伏邪犯胃间疟治法

邪深伏肝，三日乃发间疟，至必腰腹中痛，气升即呕，所伏之邪必在肝络，动则犯胃，故呕逆、烦渴。肝乃木火内寄之脏，胃属阳土宜凉，久聚变热，与初起温散不同，邪久不祛必结痕形疟母。

生鳖甲　生桃仁　知母　滑石　醋炒半夏　草果仁

【疏】经曰：夏伤于暑，秋成痎疟。所以名为痎疟者，因其战寒壮热，发作暴酷，故以名之也。然是病也，虽曰夏伤于暑，未有不从外感四气，内伤七情而来者，故疟之名称甚多，而以三日一发者，为邪重伏深，最为难治。甚有延至数年，而尚不能治愈者。故医家对于此等病，当考其病之本根，随证加减，方可一药而愈。今疟发时，腰腹中痛，腰为肾腑，所以痛者，水不涵木，升降失宜也。腹痛则为脾家受病，脾病者，肝必旺，而气升即呕，又为肝火犯胃之铁证，则其病原必在肝家无疑，故先生于案首即云"邪深伏肝三日乃发间疟"。将病之来源完全揭出，至所伏之邪以下一节，乃说明肝邪犯胃之故。而肝胃不和之病，则又示人以新久异治之点。先生每于无意中以金针度人，此后学所当潜思玩索者也。至邪久不祛，必结痕形疟母，则指邪深伏肝而言，并示人以若或误治，必有后患也。

【证】生鳖甲味咸性寒，治厥阴血分积热，往来寒热，温疟，疟母；生桃仁味苦性温，有生血去瘀之功，止咳化痰，散邪发汗；知母清热降火，滑石清火化痰；半夏化痰，醋炒则入肝；草果截疟，用仁更烈。故此六味均属逐邪化瘀去热之品，竟不一用补正之药者，盖邪去则正自复，即非新病亦不必双方兼顾，致药力不专也。

案五十三　下原虚冷疝治法

高年疝证，是下元虚，气冷凝沍，结聚攻坠，乃沉痼之疾，药难取效，暖气助阳鼓动，俾阴邪浊气稍解，不过暂时小安耳。病在肝肾，道路纡远。药必从咽入胃，由胃入肠，始达病所，而上中无病之处必受疝药攻克之累，倘胃减防食，何以救疗。夫阴浊盘踞成形，例取纯阳气雄之药。昔胡大封翁高年宿疝，用十全大补不效。喻氏驳其半阴半阳非法，议以姜附为丸，参苓为衣，喉间，知有参苓过胃，始露猛烈之威灵，恪攻病所，此议甚正。

生炮附子　淡干姜　大茴香（炒研为细末）　真水安息香三钱

捣为小丸，以人参末不拘多少为衣，早服二钱，少少进汤送下。

【疏】疝之种类甚多，然究其本，不外于湿热痰瘀乘虚下流，又为外寒所束。故经脉收引相搏而痛，此疝病之大凡也。今是人年高疝发，显系下元虚冷，暖药取阳，确为是症正法，而所以只能暂时小安，不能除根者，实缘猛烈之品，多投有弊耳。故案中"病在肝肾，至何以救疗"一节，真名言至理，盖不论治何种病，攻非所当，实为大忌，而后天气血化原之胃，确不能使其受损也。至阴浊盘踞成形，以纯阳气雄之品，使其直捣病巢，扫除阴翳，而以参苓为衣，固其胃气。俾上中二焦，一无流弊。则喻氏此项治法，实开后学治上焦无病，下焦有病之极妙法门，我辈观此方案，亦可以触类引伸矣。

【证】附子生泡，补火逐寒而不守；干姜炮制，温中寒而不走；此二味并用，乃回复元阳之妙品，亦为下元虚冷沉痼之要药，而考是病之根。实居肝肾者多，只用温通之品，不用引经之药，则附子干姜之力，不能直达病所，故复用能散厥阴经络阴邪之大茴香，以为引路，而又用水安息之香窜，以上通心经，下通肾气，挟附子干姜之力以逐沉寒痼冷，则安能再留于内哉！惟走窜之品气虚者忌，故又以人参末为衣以补其气，并使胃家不受燥烈之害，而得辅正之功，制方之妙真神乎其技矣。

案五十四　肝肾不足咳呛治法

咳呛频多，必呕吐涎沫，明理者当知咳呛，自冲脉气冲，不司收摄，为肝肾阴气不足，咽喉久痛者，缘少阴、厥阴脉循喉，阳气刻刻扰动无制，多属阴亏，脉形细动，不受温补，肺药久进，必伤胃口。

熟地炭　女贞子　湘莲肉　茯苓　芡实　川石斛
炒山药

【疏】《内经》云：五脏六腑皆令人咳，不独肺也，则咳之原因各不相同，而治法之未可一概论，已可知矣。至世人以咳呛为肺家病者，盖肺主气，声从此出，凡脏腑之浊液均须借其出路，以为排浊，所以每认咳呛为手太阴肺之独病。然以"脾为生痰之源，肺为贮痰之器"言之，则咳呛之病其标在肺，而究其本则皆生于脾，而聚于胃也。至胃又为后天之本，冲脉之原，胃中痰涎盛必致失其生化之力，生化力失，安能输精于脾，以灌溉五脏。五脏不得灌溉，则阴气更伤，阴气伤，则阳气独盛，而扰动无制。肺为五脏六腑之华盖，首当其冲，而于是咽喉久痛，咳呛频多矣。先生立此方案，盖欲使人知治阴亏肺病之证，尚有隔二隔三之妙法，而其"脉形细动，不受温补，肺药久进，必伤胃口"之句，真至理名言也！

【证】熟地黄滋阴补肾，制炭则不致黏腻；山药补脾益气，炒黄则其力更专；女贞子滋阴养血，能补下焦，湘莲肉健脾益气，又宽中部；茯苓理湿，芡实固肾；石斛川产者良，能疗肾家之虚热。考此七味均属补阴清滋之品，所谓肾水足，则子不求母，脾土健，则母必顾子，此即隔二隔三之妙法也。子母各能相顾，则阳气无扰动之虑，胃口无伤损之忧，而涎沫可消，咳呛可止矣，方虽平淡，深可法也。

案五十五　督任失固通塞治法

脉数，多遗，脊酸，腰坠，此督任失固，非通不能入脉，非涩无以填精，色苍形瘦，不宜温补。

熟地　牡蛎　远志　五花龙骨　五味　茯苓　芡实山药　羊肾脊髓

【疏】尝考方书，遗精之病，其原甚多，见证亦不一，如心病而遗，则本纵不收；肺病而遗，则皮革毛瘁；脾病而遗则色黄肉脱；肝病而遗，则筋痿色青；肾病而遗，则髓枯色黑。至其治法，则理湿清热，升举止涩，交其心肾而已，从未有言及奇经者。今先生因其脊酸腰坠多遗之见证，另出手眼，不言心肾不交，而谓督任之不固，于遗精门中又添一学理，其益人为何如，不特此也。夫督任失固，则其用药当止涩矣，乃下文又云

"非通不能入脉，非涩无以填精"，通涩并用，则又于遗精治法中另辟一蹊径，伟矣哉先生之益人也。虽然多遗失固之病，俗手用药每易流入温补。在上文纵有"脉数"之言，而脉理幽微，正不易识，且其数也，最易认为虚寒化热，故先生又恐方案流传，易滋后人误会也，于下文又云"色苍形瘦不宜温补"，盖温补之品易于烁精壅滞，于是证仍无补耳。

【证】熟地黄味甘而厚，专补肾藏真水，煅牡蛎味咸微寒，专入肾脏固脱，此二味同用能益精收涩，为遗精之要药。然心肾不交虽收涩无益也，故又用远志之辛甘，入肾经气分，以上通于心。肺气失降，即益精无用也，故又用五味之酸咸，收肺气之散失，使下滋于肾。又恐二味之力，尚未专也，故再用龙骨以闭之，芡实以涩之，山药以束之，面面顾到，填精之法，可谓尽善尽美矣。而任督不通，肾关必不固，虽填足肾精，必有壅决之虞，故又用羊脊髓滑利经脉，羊腰子利督强阳，血属有情物品，引入任督经脉，使之周流无碍，又以茯苓之淡渗渗之，俾经脉之间无所不通，则气血周流，精髓充满，任督固而遗精自愈矣，先生所云"非涩何以填精，非通不能入脉"，真治遗之良法也。

案五十六　精血内空阴火燔炽治法

程舜文令郎，男子思念未遂，阴火内燔，五液日夺，但孤阳升腾，熏蒸上窍，已失交泰之义。此非外来之症，凡阴精残惫，务在胃旺，纳谷生阴。今咽喉耳鼻诸窍，久遭阴火之逼。寒凉清解，仅调六气中之火，而脏阴真火，乃闪电，迅速莫遏，清凉必不却病。良由精血内空，草木药饵，不能生精血充液耳。

猪脊髓　阿胶　川斛　天冬　生地

【疏】先生对于疑似之病，所立方案，每将病原叙说明白，举出先时一再误治之故，然后立定治法，直捣病巢，使后之学者，亦得因此触类旁通，此先生以金针度人，特异之本领，非他人所能望其项背者也！试以是案言之，案中首云，男子思念未遂，阴火内燔，五液日夺，夫天下思念未遂之事多矣，何遂内燔液夺也，其所以致此者，必也情窦初开，色欲日盛，心中所思，口中所念者，又有不可告人之隐，积久不散，动其情志之火，横行无制，欲心愈炽，斫丧愈多，于是精髓日枯，五液日夺。阳无阴附，必致飞腾，熏蒸于上，清窍受病，医者于此等处，极宜注意，故先生特于此案中点明已失交泰之义。奈前之治者，不加深察，见年少火盛，病在清窍也，认为外来之邪。岂知阴火内燔之病，以治外之药治之，必致愈瘁其阴；而后之治者，见前医不效也，乃又改用寒凉清解，又岂知六气之火，可抑遏而退，脏真之火，愈遏愈莫制，而后天纳谷生阴之胃，反将因寒凉而更弱，其火愈炽，其阴更亏，而其病将愈重矣，先生乃于案中一一点出，观其所用"但"字、"已失"字、"务在"字、"久遭"字、"仅调"字、"莫遏"字，不言一再误字，而一再误治之理，已跃跃纸上，是病之真情亦于以托出，真画龙点睛之笔也，至"良由"以下一节，立定治法之意也。

【证】猪骨髓性味甘平，补髓养阴，为骨蒸劳热之要药；真阿胶气平质润，养血滋水，为润燥阴热之要剂；川石斛补脏阴而生津，生地黄育脏阴而生血。四味相合，入脏较易，盖有情之品，能不损胃气，生阴更速也。再加天门冬以清肃肺金，为化源之自，则藏真之火，安有不退哉，方虽五味，清灵生动，极可法也。

案五十七　清浊相干头痛治法

头痛累月，阳脉大，阴脉涩。此阴衰于下，阳亢于上，上盛下虚之候也，阳气居上，体本虚也，而浊气干之则实；阴气居下，体本实也，而气反上逆，则头为清阳之位，而受浊阴之邪，阴阳混乱，天地否塞，而成病矣，法用六味地黄汤加青铅五钱。

六味地黄汤　大熟地　怀山药　山萸肉

牡丹皮　泽泻　茯苓

【疏】先生为当时名医，身价极高，故抱病者非到极不得已之候，断不到先生之处请教。今是证头痛已经累月，则医生必已看过多人，而药亦吃过不少矣，乃愈治愈痛，不能停止者，盖虚实未分，而用药未尽善也。夫头为诸阳之首，非有邪干，断不作痛，即或内伤作痛，亦必由外感而来，且时作时止，无延久不愈之理。前之医者因此疑点，所以不能断定。先生乃不从证之现象辨别，而于脉之来势分清，认为阴衰于下，阳亢于上，清浊相干，天地否塞之大证。其识力为何如，至中间论清浊相干一节，说理透出，非深得虚虚实实之理者不能。

【证】六味地黄丸，滋补肝肾，填精益髓，补下虚之要药也，然阳亢于上之病投以滋阴之品，苟无重镇之品降之，则必致上逆变生他证，故加入禀北方极阴之气，专主下降力能入肾补水之青铅一味以镇之，则水归火伏，亢阳自退，而头痛自愈矣。

案五十八　头痛终年不愈治法

头痛终年不愈，早则人事明了，自午至亥，神气昏溃不宁，风火之剂，杂治无功。两脉俱沉且滑，此太阴、阳明痰厥头痛也，当用礞石滚痰丸，间服导痰汤以荡涤其痰，次以六君子汤少加秦艽、全蝎调理而安。

【疏】《医学入门》云：外感头痛，如破如裂，无有休歇。内伤头痛，其势稍缓，时作时止。又《颐生微论》曰：六腑清阳之气，五脏精华之血，皆会于头。故惟经气上逆，干犯清道，不得运行，则壅遏而痛。此三者乃头痛之大纲，莫能出其范围者也。然而细考是证之头痛，竟然奇异之至，盖以为外感之邪，则无经年之久，以为内伤而痛，则无作止之时；以为经气上逆，干犯清道，则又断无有晨则明了，晚即昏蒙之理。其用药又散风清火而无效，依症杂治而无功，则是证不几何从下手乎，先生乃因是证之难以断定也，又细察其脉形之若何，以为确定是病之凭证，于是执其两脉之沉且滑，断其头之痛为太阴、阳明痰厥。所以然者，沉为阴而滑为痰，而推其阴分之痰之来源，则脾为生痰之源，肺为贮痰之器，故断定为太阴而考究脾之生痰，其来路则在于胃，肺之贮痰，其去路则在于大肠。此所以又断定为阳明，故其痛也，盖由于表里之不通，而经络之壅遏也，至昏溃不宁之象，亦由阳明痰热熏蒸而来也，逐其痰则病可愈矣。虽然脾易生痰，其本必弱，肺易贮痰，阳必不运，故复诊又用六君子汤，而巅顶之上，非风不到，又加祛风之品，以逐其邪，其心思之细，认病之精，可谓加人一等矣。

礞石滚痰丸方：青礞石一两（同焰硝三合入阳城罐，赤石脂

封护煅过水飞净） 沉香一两（另研） 百药煎五钱 川大黄八两（酒蒸，少顷翻过再蒸，少顷即收，不可太过） 黄芩八两（酒炒）

一方无百药煎，研为细末水泛为丸如梧桐子大。

此方为治老痰之峻剂，用黄芩清胸中无形诸热，大黄荡肠胃有质实火，礞石破积，沉香降气，二黄得此为使能迅速扫老痰，直攻巢穴，胸中浊垢自可荡而不留，百药煎又能收敛周身顽痰，聚于一处，然后利下，此滚痰之名所由来也。

导痰汤方： 半夏 天南星 广橘红 麸炒枳实 赤茯苓 炙甘草 生姜

半夏辛温能化湿痰，南星性升能化风痰，橘红利气化痰，茯苓渗湿利痰，枳实下气化痰，生姜散寒豁痰，炙草和中补脾，此方能逐痰而不伤正气，所以名为导也。

六君子汤方： 人参 白术 茯苓 甘草 半夏 陈皮

【证】礞石滚痰丸系逐老痰之峻剂，而导痰汤实为化痰之妙品，逐而不导，徒伤正气，一逐一导，其去更速，然痰去则正必虚，而生痰之脾，贮痰之肺，苟不先固其本，则痰必复生。所以下方又用专补脾肺之六君子汤，以养其阳也，加秦艽者，所以祛络中之风湿，加全蝎者，所以祛内客之外风，头痛之因甚奇，而所用之药亦甚奇也。

案五十九　似痹非痹治法

周身掣痛，头不可转，手不能握，足不能运，两脉浮虚，浮虽风象，而内虚者，脉亦浮而无力，以脉参症，当是劳倦伤中，阳明不治之候。阳明者，五脏六腑之海，主束筋骨而利机关，阳明不治，则气血不荣，十二经络无所禀受，而不用矣，卫中空虚，营行不利，相搏而痛，有由然也。法当大补阳明气血，不与风寒湿所致成痹者同治。

人参　黄芪　归身　甘草　桂枝　秦艽　白术

【疏】先生对于各种疑难大证，确能破除俗见，独具慧眼，故其奏效之奇，亦迥异寻常，即如是证。周身掣痛，头不可转，手不能握，足不能运，两脉浮虚，有此数者现象，不认作痹证治者，必无其人。而先生乃以其脉之浮而无力，视为劳倦伤中，阳明不治之候，不与风寒湿所致成痹者同治。彼盖见夫以痹症治者，百药不效，不得不别寻途径。于是反复印证，仔细考求，脉与病相互比较，然后知是症之痛，与痹病截然不同，因风寒湿三气合而成痹之脉，当浮迟、浮缓、浮滑、浮涩，不当浮而无力也。由此证彼，由彼证此，益恍然于周身掣痛，头不可转，手不能握，足不能运之病，为气血之不荣，机关之不利，而用药当大补气血矣。非独具双眼者，安能辨此至阳明病者以下一节，说理透辟，真百读不厌之文也。

【证】人参气味甘平，大补元气，黄芪补中益气，生血生肌，归身养血中守，滋补化源，此三者相合，刚柔相济，则阴血易生，血附气行则脉无不入，再加甘草之和中，白术之强胃，中和胃强，纳食多而气血更足矣，用桂枝者，逐肌表之风邪而通其经，用秦艽者，逐上下之风湿而通其络，方只七味，而能面面顾到，非妙手而能若是乎。

案六十　热胜风生治法

患风三月，周身流走作肿，手不能握，足不能覆，诊其脉，浮大而数，发热口干，此阴虚生内热，热胜则风生。况风性善行，火热得之愈增其势，伤于筋脉，则纵缓不收，逆于肉理，则攻肿为楚也。

生地　黄芩　酒炒黄连　红花　羌活

【疏】上案云：周身掣痛，手不能握，足不能运，两脉浮虚，今是案云：患风三月，周身流走作肿，手不能握，足不能覆，脉大而数。考两症相异之点，惟周身之痛与肿，脉之虚与数耳。周身痛者，本应作风治，乃因其脉象之虚，认为阳明不荣筋骨之病，今是症周身流走作肿，理应作行痹治，乃又因其脉象之浮大而数，认为阴虚生内热，热胜风生之病，病情之相类者甚多，而用药之相差者甚远，脉象之相差者甚微，而治法之相悬者霄壤。先生鉴证，真辨析毫无芒也。此等方案，留示后学，益人匪浅。

【证】生地滋阴凉血，虚而有热者，用之益宜；黄芩味苦性寒，实火内炽者，用之有效；黄连酒炒泻上焦之湿火，红花辛温，活全身之血脉，再加羌活者驱其风，理其湿，并舒其周身之筋骨也。方仅五味，而清虚热，通血脉，下湿火，活筋骨，无一不顾到，先生用药真令人五体投地之至。

案六十一　阳衰湿痹治法

湿痹，络脉不通，用渗湿苦温药小效，但汗出形寒，泄泻食减，阳气大衰可知，难以湿甚生热例治，通阳宣行，以冀脉络流通。

生于术　茯苓　附子　米仁　金毛狗脊　萆薢

【疏】湿痹，即内经所谓着痹是也，用药以渗湿苦温之品，确属合证良法，然而仅能小效者，未克顾到阳气之衰也。盖粗工治病，但能看其病之著者，而不考其病之隐者。盖彼非不知形寒泄泻食减之可虑，特以湿之一字，横于心中，以为湿为阴类，阻塞不通，所以形寒。经云：湿甚则濡泻。是泄泻更属湿证应有之病，至食减一节，湿阻于中，亦属常有之事。湿甚则生热，去其热与湿，则痹可随之而解矣，此所以毅然决然，而以渗湿苦温为治也。其能得一小效也，渗湿与温之功也；其不能获奏全功也，苦药之害也；苦能泄热，热去而阳更伤，痹将更甚也。观案中难以湿甚生热例治一句可知矣，先生审证，每于微末之点，寻其端绪，而一切大证，不难迎刃而解，此所称为良工欤。

【证】于术燥湿实脾，能通着痹；茯苓逐痰渗湿，上下咸宜；附子补火通经，无所不至；米仁理脾清肺，并利机关；狗脊祛湿强筋，补而能走；萆薢分清降浊，逐水摄精。细按此六味，当以通阳宣行之附子为君，而以健脾强筋之于术、狗脊为臣，萆薢、米仁、茯苓之理湿分清者为佐使，盖阳气充足则络脉自通，脾健筋强则湿邪自退，再加佐使之品，则痹安有着而不动哉。

案六十二　奇经湿痹治法

长夏湿痹，经脉流行气钝，兼以下元脉络已虚，痿软不能走趋，脊膂常似酸楚，大便或结或溏，都属肝肾。奇经为病，盖必佐宣通脉络为正治法，倘徒呆补，夏季后必滋湿扰。须为预理①。

肉苁蓉　小茴香　巴戟天　归身　远志　鹿角霜

---

① 预理：预先处理。

桑椹子　生茅术　茯苓　熟地（姜汁制）

另用金毛狗脊三斤，煎膏和丸。

【疏】长夏湿甚之时，而所患者又为着而不行之湿痹。则其痿弱酸楚、大便溏结等证，必当以湿为主体。而其治法，亦断不能出理湿通经之外。今先生乃以为都属于肝肾奇经之病，固何云所见而云然耶。不知痹者，闭塞不通之谓。有骨肉血脉筋皮五脏之分。其始病者，痛痒麻木不仁而已，断不致痿弱不能走趋也。其所不能走趋者，必药不对证，迁延日久，至下元络脉空虚，而病入更深耳。至脊膂，为督脉之道，常似酸楚，则亦有不通之意，病将深入于肾矣，此所以断为奇经也。下文"倘徒呆补"一句，必有所指而言，盖当时医者见理湿之不效，必有专用猛补者，又恐病家亦以历久必虚，喜用滋补。故又以"夏季后必滋湿扰，须为预理"之言，点明病家不可偏执，而使之放心常服也。先生之任心独诣，可谓至矣。

【证】肉苁蓉，体润色黑，能滋肾而助阳；巴戟天强阴益精，能祛风而除湿；鹿角霜，强筋骨而益肾精；桑葚子，通关节而行津液；小茴香理气开胃，引药下行；生茅术，发汗强脾，能舒六郁；远志交通心肾，虚而滞者资其先导；归身养血中守，血不足者借以生发；茯苓渗湿，熟地补肾。以上十一味，均属填精益髓，宣通理湿之品。尚未有是证之君药也，故又以坚肾益血，养气祛痹之金毛狗脊以通其络脉，补而不滞，滋而不腻，以之为君，而痹证可蠲矣。如此用药，真神妙之至也。

案六十三　真阳失蛰麻痹治法

脉微而涩，微为阳气虚，涩为阴血伤，去冬已下肢独冷，步趋无力，高年内乏藏纳之司，入夏身动加喘，肉膜麻痹若虫行。此真阳失蛰，胃阳失护，生生意少，岂攻病药石所宜。喻嘉言先生所谓大封大固，莫令真阳泄尽而暴脱，皆为此也，录严氏三因方。

人参　白术　附子

【疏】甚矣哉治病之难也，有以证为重者，有以脉为重者，要在医者之学识丰富，经验充足，眼明心细，辨别隐微，然后能认清病原，药无虚发耳。读是案所载病情，若不将脉象揭清，而但以证论，则投药有霄壤之别，其不误人性命者几希！盖高年肢冷，步趋无力，亦事理之常。而入夏身动加喘，肉膜麻痹若虫行，依证象论，则鲜有不认为风湿夹痰，瘀滞不行之所致者。观下文"岂攻病药石所宜"句，已可见当时医者之误认，而用药之不合矣。先生乃于众人所失察之处，抉出脉象之微涩，断为真阳失蛰，胃阳失护，而用大封大固之品，使不致真阳泄尽而暴脱，真可谓眼明心细，辨别隐微矣。噫！审证察脉岂易言乎哉！甚矣哉，治病之难也！

【证】人参性禀中和，大补元气；白术健脾强胃，外御百邪；附子则辛甘大热，走而不守，合人参则能纳肾家浮动之阳，合白术则能宣脾家遏郁之阳。肾阳纳，则元气旺而阳虚可已，脾家健，则纳食旺而阴血自生，阳旺阴生，则诸病自已也。

案六十四　镇逆泻心治三日疟法

正气以虚，热邪陷伏，故间疟延为三日，其象为厥，舌涸胸痹，哕、呕恐成翻胃、呃逆之证，先以旋覆代赭镇其上逆之气，以泻心散其胸中之热。

人参　川连　白芍　旋覆　代赭　牡蛎

【疏】疟之为病也，日发为轻，间日为重，至三日疟，则其病更深，往往有成痼疾而莫可挽救者。今是病，已因正气之虚，热邪陷伏，则其疟之重可知，其疟之久又可知矣。然而细审其证，更不仅此也。其气上升，已现陷厥逆之象，则正气将离矣；舌涸，则津液将亡矣；胸痹，则中气不通矣；哕呕，则胃气将绝矣，种种病形，均已达危险之候。使他医而遇此等证势，治其疟则愈涸其液，养其气则愈痹其胸，顾此失彼，又值病危之候，安有不疑惧交并，茫无头绪，无所措手哉。先生乃别开妙法，不以疟疾为重，而以泻热为先；不以胸痹为虑，而以镇逆为急。所以然者，气不上逆则胃纳无忧，热势既清，伏邪自退也。

【证】 人参甘温，大补元气；黄连苦寒，入心泻火，二者相合，则泄热而不伤正气。代赭石质重下沉，旋覆花消痰下气，能镇逆而扫除浊滞；牡蛎补水而祛温疟，白芍和血而收阴气。六者相辅而行，则疟可止而诸恙可平也。

案六十五　翻胃病补中纳下治法

十九岁，翻胃三月，粒米不存，左脉大空虚，右脉细小虚涩，纳食少停，即涌出口，面白神瘁，大便燥结，此阴血枯槁，阳气郁结已成膈证，勉拟补中纳下法。

人参　于术　麦冬　苇茎　牛涎　半夏　益智　茯苓

【疏】 王太仆曰：食入反出，是谓无火。张洁古曰：下焦吐者，因于寒。综上二说而观，则翻胃之病，必为真火衰微，脾不运化，胃气损伤所致无疑，故用药之法，亦每以补火醒脾之味为多。今读先生是案，乃恍然于治一切病证，万不能偏守古法，当参证和脉，以脉证证，而后可放胆用药，不致有误也。即以此案而论，十九岁适将弱冠之时，正发育强盛，精血充足之候，不应有失精脱营及痰火等为患也。乃是病竟至纳食少停，即涌出口，遵太仆法，以无火治，于证似属不合，然其来原，则不由外因可知。又考两手之脉象，为大虚细涩，此等脉象，又不应得之于成童之年，少壮之候，以内有积寒治，似属近理。然病非一日，逐寒之品，想已用过不少矣，于是外观其形，则面白神瘁，询其大便则燥结不行。反复印证，乃知不食则阴血不生，阴不能生，则阳安能独运，阳不运则气愈郁结，气愈结，则阴愈不生，辗转相因，则胃愈枯槁，而呕吐更甚，脾无食运，则不能灌输津液于五脏六腑，而阴血愈竭，此先生所以云已成隔证也。至所云勉拟者，于无可想法中，求一妙法耳。

【证】人参补元气，白术补脾阳，用此二味以补中。益智敛脾肾气逆，而祛胃冷，茯苓渗脾肾湿热，而清化源，用此二味，以纳下。脾喜刚燥，胃喜柔和，故用麦冬以养胃气，痰阻则逆，痰去则安，故用半夏以利枢机，然中补矣，下纳矣，枢机又利矣，而又恐其胃家之翻翻不定也，故又用苇茎以清之，牛涎以润之，立方之法，真可谓尽善尽美矣。

案六十六　达肺疏肝法

发热，痰喘，胸中满，身痛，左边睾丸不时逆上，痛不可忍，肝脉弦急，肺脉独大，此肺肝受邪之故，肝为木脏，其化风，其生火，风火合邪，旺于木位则为热、为痛；乘于肺金则为痰、为喘，法宜滋达肺金兼疏肝木。

蒌仁　紫菀　半曲　川贝　桔梗　枳壳　杏仁　苏子　柴胡　秦艽

【疏】肝为木藏，肺为金藏，邪旺于木，乘于肺金，是以不胜乘所胜，为逆传之邪，于法为难治。先生乃立滋达肺金，兼疏肝木之法治之，可谓逆探病变之情，曲尽用药之美矣。考此症之难治者，在睾丸不时上逆，痛不可忍，盖睾丸居至阴之地，非沉寒痼冷不痛，治当以温；而发热身痛，则又似外感，治当以散；痰喘，胸中痛则又似结胸之候，治当以润降，反复盘算，均不能中病之的，乃执定脉之弦急、独大，认为肺肝受邪之故，推衍其理，合以证情，于是立方之大法出焉，然非先生，曷克臻此。

【证】蒌仁涤胸中郁热，使痰气下降；半夏燥湿痰、开郁，制曲则更纯；紫菀下气化痰，贝母豁痰解郁，桔梗能开提肺气，而疗胸膈刺痛；枳壳可止喘行痰，而除胸痹痞胀；杏子利胸膈气逆，苏子降郁气宽肠，柴胡调达肝阳而平肝热，秦艽疏通肝气而息游风。考此方滋达肺家之药独多，而疏通肝木之品，只用二味者，因肺气宣通则肃杀之令行，而肝木自戢其威也。

案六十七 阴茎作痛宗筋失润治法

阴茎作痛甚而愦（音 cè，耿介也），诊两脉浮虚而涩，浮为气虚，涩乃精伤，阴阳两虚得之忧思劳郁，而伤中也。经云：阳明为气血之海，主润宗筋。又：阳气者，精则养神，柔则养筋。今多悒郁，则阳气必伤，又任劳倦，则血必耗，气血两伤，宗筋失润，故令作痛。治以当归补血汤加人参、甘草、秦艽、桂心、红花，继用归脾汤调理。

当归补血汤（出《卫生宝鉴》）：

酒洗当归三钱　去白蜜酒炒黄芪一两

方论：当归补血，黄芪补气，有形之血，必借无形之气而生，故黄芪反倍于当归，而称之为补血也。

归脾汤方：

酒洗当归身一钱　人参一钱五分　白茯苓一钱五分　炒黄芪一钱五分　土炒白术二钱　龙眼肉八枚（炒研）　酸枣仁二钱　青木香五分　炙甘草五分　去心远志一钱　生姜三片　红枣二枚

方论：心藏神而生血，脾藏意而统血，思虑太过则两脏受伤，而血不归经，故取参、苓、芪、术、炙草，甘温可以补脾；龙眼、枣仁、归身、远志，濡润可以养心；佐以木香者，盖思虑所伤，三焦气阻，借其宣畅，调气舒脾则气利血和，平肝实脾，而血之散于外者，悉归中州，听太阴所摄矣，故命之曰归脾也。

【疏】此奇证也，夫阴茎能伸能缩，宗筋所聚，故除淋浊、便毒等症外，鲜有作痛者，今是证乃不由于以上诸症而作痛。且其痛状，竟上牵于心，则其病必非无因而至，然考诸内，无湿滞之可言，究其外，又无疮毒之可按，欲寻其病痛之因，不得不舍证而从脉辨矣。案中自"诊两脉"以下之文，均为阐发病情而作，引经据典，反复讨论，而断定为气血两伤，宗筋失润作痛。其病理，其治法，均出于淋浊、便毒等病之外，岂非奇证耶。然在今之科学化者，必又以为玄虚空理，羌无实据，诋为谬说者。而岂知此等证，当深明先后天气化之原，脉象幽微之理，方有把握，固非打针、消毒专讲病原菌者之所可疗也。

【证】当归补血，黄芪补气。方虽两味，其力甚专，加人参能固元气于垂绝之乡；甘草能缓中气，泻劳郁之火。秦艽苦多于辛，能除阳明之风湿；桂心苦辛无毒，能通九窍理劳伤；再加红花以活周身之血，而气机更利矣。所以然者，盖风湿祛则燥势自除；九窍通则悒郁自解；气足则阴血自生，血活则宗筋自润；其病固不难即愈也。然气虚精伤之体，苟于病愈之后，不知培补其先后天，以固其根本，则不能绝其病源，此所以又用归脾汤以大补其心脾也。

案六十八　益肝利脾治溺血法

患溺血证，已三月矣，前用升补法不应，右脉涩无神，左关独弦，茎中作痛，下多血块，形色憔悴，又多嗳气，据脉论证，乃肝脾积热也。肝热则阴火不宁，阴血自动，以血为肝脏所藏，为三焦之火，又寄养于肝也，故溺血，茎中作痛，脾热则湿气内壅，而生气不伸，以脾为湿土之化，而三焦之气又运行于脾也。故时时嗳气，形色憔悴，法当益肝之阴则火自平，利脾之湿则气自和。

生地　白芍　萆薢　丹皮　甘草　车前

继用逍遥散加车前。

逍遥散：

柴胡（炒）七分　蜜水拌蒸白术一钱　茯苓一钱　当归一钱　白芍药（酒炒）一钱五　炙甘草六分　薄荷叶五分　煨姜三片

方论：盖肝为木气，全赖土以滋培，水以灌溉。若中土虚，则木不升而郁，阴血少，则肝不滋而枯，方用白术、茯苓者，助土德以升木也；当归、芍药者，益荣血以养肝也；薄荷解热，甘草和中，独柴胡一味为厥阴之报使，又可作升发诸阳之用，所谓木郁达之，以遂其曲直之性也，故以逍遥为名。

【疏】溺血与血淋异，血淋血从溺窍而出，溺血血从精窍而出。所以分别者，则在痛与不痛，痛者为血淋，治当清金泻火，除热泻秘；不痛者为溺血，治当甘寒清火，滋阴补肾，其分别虽微，而治法则大异也。今是人之病，为溺血证，则不当茎中作痛，或茎中作痛，又因多下血块之故，则依溺血症治法，亦断无有历三月之久而不愈者。且案中又云前用升补法不应，以此等证而用升补法，则必为历试诸医，用清金泻火，除热泻秘，甘寒清火，滋阴补肾等各法不效而出此者也，先生知其然也。乃舍证而论脉，又据脉以合证，而断为肝脾积热，用益肝阴而利脾湿之法，真可谓神妙之至矣，读其"据脉论证……"以下之文，益人匪浅。

【证】生地黄味苦而甘，性阴而寒，阴虚火旺之良药；白芍药味酸而收，微寒而敛，益阴退火之良丹；萆薢分清降浊，湿滞除而肝热可清；丹皮凉血除蒸，阴火降而瘀结自解；甘草味甘性平，能补脾阴而泻热；车前味咸性寒，能固精窍而分清；如是则阴火宁而脾湿可清，三焦通而溺血止。所以继之以逍遥散加入车前者，肝木条达，则血自归经，膀胱气通则水道可清也。

案六十九　内伤发黄治法

面目悉黄，微见黑滞，烦渴腹满，左脉弦数，右脉空大，此内伤发黄，为厥阴肝木、太阴脾土二脏交伤之候也。肝为风脏，其性喜伸而恶屈，郁则木不得伸而屈矣。郁极其气盛，而风乃发，风必挟其势以贼脾，脾为湿土之司，土受克，而气不行，则湿胜矣。风性虽善行，遇湿以留之，反壅滞经络而不解。由是湿停热瘀，而烦渴，有加其发黄也，必矣。虽曰风湿所致，实由木亢而不宁，土困而不舒，非外来风湿之比。况黑色见于面，则知并伤其肾，以脾病不行胃中谷气，入肾反将脾中浊气下流。故于黄中见黑滞耳，即其腹满亦是中气不行，虚热内壅，非结热当下之比，若误下之，则脏气空虚，风湿内生矣；若误汗之，则阳气外解，湿愈不能行矣。为商治法平肝之亢，扶土之虚兼解郁热，以清气道除湿蒸而和中气。

人参　白术　白芍　黄连　山栀　归身　丹皮　茵陈　秦艽　柴胡　甘草　半曲

【疏】黄病之发虽属太阴湿土不能运化所致，然亦有虚、实、干、湿、阴、阳、酒、谷、女劳之不同，其治法虽不能越出清热、导湿、补中之外，而欲分清其病因，使方无虚发。则非辨脉明晰，审证确凿不为功，试即以是案观之，则知此老对于辨脉审证之精细，用药之不越法度，实非他人所能望其项背也。何也，盖面目悉黄，微见黑滞，其症又类黑疸，而烦渴腹满者，实属难治之候，右脉空大，体虚已极，左脉弦数，肝风已动，于斯时也，欲清热则伤阳，欲导湿则伤其阴，欲补中则壅其湿，而欲求一合病之良方，真戛戛乎其难矣。先生乃认定为内伤发黄，而归其病根于肝木脾土二脏交伤之候，将其病源曲曲传出，说明其发黄黑滞之由，烦渴腹满之故，并指示误治致变之道，而立平肝、扶土、解热、清湿、和中之治法，以疗此垂危之证，此真所谓以金针度人！学者于此等处当细心体会，岂可草草读过耶。

【证】人参性禀中和，治内伤之良药；白术味甘微苦，补脾气之妙品；白芍入肝敛液，黄连燥湿除热，山栀泻三焦之郁火，屈曲下行；丹皮泻肝肾之瘀热，内清相火；归身养血中守，秦艽除湿祛风；茵陈利太阳阳明湿热之邪，半曲散阳明肠胃湿痰之滞；柴胡升阳和表，甘草补土和中。推先生立方之意，盖以柴芍归身，平肝之亢，参术甘草，扶脾土之虚，秦艽、丹皮解郁热，山栀、半曲除湿蒸，茵陈以清气道，甘草以和中气，法不越清热、导湿、补中之外，而较之茯苓渗湿，胃苓补中益气等诸套方更为清灵生动也。

案七十　肝风发厥治法

肝阳化风为厥，肾液下衰，水不生木而藏纳失职，此壮盛年岁已有下虚上实之象，大意养肾主以温润，治肝须得清凉，乃妙复法之方。

大熟地　茯苓　远志　苁蓉　鹿茸　柏子仁　补骨脂　怀牛膝　黄柏　天冬　精羊肉煮烂捣为丸

【疏】肝阴虚则肝阳肆，相火燔灼，能食气而化风，风动则厥矣。然此为病之标，而非病之本，其病本则由于肾脏之虚。此案中所以首言肝阳化风为厥，而下又言肾液下衰，水不生木，而藏纳失职也。然此等病，非壮盛者所宜有，而其所以患此者，则必有斫丧之由。盖肾不伤则肝木不病，而伤肾之道，则以纵情色恣为最，观下文已有下虚上实之象，一言可见。先生盖不忍于笔墨间显言其伤精之过，而用此不满意之已有二字以深戒之也。至"养肾主以温润，治肝须得清凉"二语，则至理明言，发前人所未发，而为下虚上实，肝阳肆扰之不二法门！盖肾为柔脏，非温润则气化不能运行；肝为刚脏，非清凉则相火不克潜藏也。

【证】熟地补肾脏真水，苁蓉滋肾脏真精，鹿茸温补真阳，远志交通心肾，柏子仁入心补肝；补骨脂涩精填髓，怀牛膝下行逐浊，云茯苓渗湿伐肝，黄柏降相火之升，天冬清化源之自；再加羊肉者，血肉有情之品，补阴助阳，易于见效也。考是方温润之品，十居其五，而清凉之品，只有二味者，非于肝肾有所偏倚于其间也。盖肾润则肝阴自足，肺肃则肝风自息，下坚而肝阳自潜，风息阳潜，则其厥自止，此即所谓复法也。

案七十一　怒劳阳升暴厥治法

怒劳阳升暴厥，苦降和阳，使清神不为湿浊蒙，便可清爽，此论平时调理养肝肾之阴，宜至静之剂，从经旨下虚上盛主治。

生地　熟地　龟板　菖蒲　远志　茯苓

【疏】多怒则肝伤而火动，多劳则力竭而气升，火动则燔烁阴精，气升则秽浊不降，而暴厥作矣。初起只须用苦降和阳之法，则其厥自止。所以然者，苦降则火不妄动，和阳则气不上升，火熄气平。秽浊下流不蒙其清窍，而暴厥可愈。然人则与年而俱进，体亦因病而愈衰，在平时小发，固可恃此调理，而久发之体，一经大发，体虚火盛，则又非此所能奏功，必以至静之品，养其肝肾，方为根本治法。读案中此论"平时调理，从经旨下虚上盛主治"二句，可恍然于标本缓急之道矣！或曰：上案所载下虚上实，方用温润清凉复法，而此则不用复法，用至静之剂，何也？曰：前方壮年伤精，主以温润，而佐以清凉，此则境遇不佳，郁劳已久，肾肝并伤，故治以至静也。

【证】生地滋水退阳，阴虚火旺之要药；熟地滋阴静镇，养肝益肾之灵丹；龟板入肾通心，劳热有效；远志入心通肾，舒郁豁痰；菖蒲辛苦而温，香芳而散，开心气而益肝；茯苓色白味淡，渗湿利水已忧恚而消痰。此方以生地、熟地、龟板为养肝肾之要剂，而以下三味开窍消痰理湿为佐使，方中鲜消克流动之品，故为至阴之剂也。

案七十二　肿胀通利治法

脉沉迟，肿胀腹满，茎缩，溺不利，起于上年冬底，痰饮咳嗽不得卧，误认肾水泛之恙疗治，遂致增剧难调，勉拟进浚川丸以通水道，得小便频利，冀其势缓。

浚川丸：大戟、芫花醋炒、沉香、檀香、南木香、槟榔、蓬莪术、大腹皮洗焙干、桑白皮刲、炒各五钱，黑白牵牛晒研取生末一两，巴豆去壳膜心存油二十五粒。

制法：除牵牛末巴豆外，沉香、檀香、木香、槟榔不过火，余五味焙干，同沉香等研为末，加牵牛末和匀，巴豆碎切，在乳钵内杵作极细，入前药末，同再杵匀，水煮面糊为丸，如麻仁大。

用法：每服十七丸，浓煎葱汤候温，五更初空腹时送下，去水未尽，停一日，减用十三丸，次减作九丸，再减至七丸，证退即止。

【疏】肿胀腹满，溺不利之病，属于湿滞者居多；而茎缩，痰饮咳嗽气逆不得卧等病又确为先天亏损，水不藏纳所致。且病起冬底，属水令当旺之候，更为可证。医者以肾虚水泛之法治，未可为不当，乃病反增剧难调，其理固安在耶？先生于案中虽未明言其故，而观其所用之药及"通水道，得小便频利，冀其势缓"之言，即可知其病之来原，为湿阻于中，然苟非前者之误治，先生亦断不能确认此病而即用此逐水之药也，观其所用"勉拟""冀其"等字可知也。

【证】此方出于《证治准绳》，为治水肿及单腹胀满，气促食减之专剂。《内经》曰"留者攻之"即此之谓也，前医治以补药，宜乎其无效而反增剧也。虽然，用此等药非审证明确，虚实了然于胸中者，安足以语此。

案七十三　瘅疟治法

瘦人多燥，瘅疟热气由四末乘至中焦，胃中津液为邪热劫烁，不饥不食，五味不美，是胃阴伤也。人身不过阴阳二气，偏则病，离则不治矣。

人参　麦冬汁　知母　生甘草

【疏】案中云"瘦人多燥"，瘅疟则其人内火素盛，发但热不寒之疟，为邪热独炽之症可知。且其发时热气，均由四末内乘，脾主四肢，邪热由此而起，则脾之虚而不运也必矣。此所以不饥也，邪热内踞中焦，劫烁津液，胃为阳腑，得阴始安。热盛阴伤，胃津将竭，此所以不食也。脾胃为后天气血之母，不饥不食，津液竭则阴阳离而不治矣，此为极危之候，而亦极难治之证也。《内经》对于"痹疟"阐论极精，指为阳气独盛。仲景对于是证亦不立治法，而但云"以饮食消息之"。至喻嘉言则得内经仲景言外之意，而谓用甘寒生津可愈，先生乃宗其说而立是方，开一治痹疟之良法，其功顾不伟欤。

【证】人参不寒不燥，中和之品，一切虚热之证，皆宜用此为君。麦冬甘寒养胃，能通胃络，与人参并用则能复脉而生津。知母清火热，又能肃肺金；生草泻邪火，又可理三焦，与知母合用无滑肠之弊，与人参同入，能退热除蒸。甘寒生津泻热之品，再有妙于此四味者乎，真痹疟之良方也。

案七十四　肺痿咳嗽治法

凡外热入肺而咳嗽者，可用表散药，若内伤累及于肺而致咳者，必从内伤治，汗之则泄阳气，肺痿音低，显然药误。

黄芪　黄精　枣仁　白及

【疏】咳为气逆，嗽为有痰，故咳嗽之症，五脏六腑皆有，其因甚多，总不离乎肺脏为患。盖肺为五脏之华盖，不撞则不鸣，外感之邪侵肺而肺鸣，五志之火犯肺亦鸣，其鸣则一，而其分别也，则甚难矣。故治者，因辨证之难，每避重就轻，以透泄表散为能事，在病之由外感而来者，固可一药而愈。若病之由内伤而来者，必致渐治渐重，阳因泄汗而愈虚，肺因阳虚而愈痿，而怯证成矣。故咳嗽之证，苟不认清外感内伤施治，鲜有不动手致误者也。古人每以是证最为难治，吾读此案而益信。

【证】黄芪功专入肺，为补气诸药之最，故以之为君。黄精坤土之精，为补脾诸药之长，故以之为臣。所以然者气足则汗止而肺阳得复，脾健则土旺而肺气得生。用枣仁者收敛肝胆之虚热，不使其反乘。用白及者，涩散肺脏之血瘀，以疗其痿损。二者互为佐使，而内伤之咳嗽可止矣。方虽四味，药力甚专，夫岂后世轻描淡写者之所可同日语耶。

案七十五　肾病咳嗽治法

冬藏失司，咳吐涎沫，是肾病也。医见嗽，咸以肺药治嗽，宜其年余无效。

桂枝（去皮）　茯苓　五味子　炙甘草

【疏】咳嗽之证，因其甚多。在外感者，虽可表散，若虚实审证不清，则表散亦足致变，在内伤者虽可温补，或寒热分别不清，则温补反多壅塞。故咳嗽之证，患者最多，而咳嗽之治，万不可拘泥也。盖前方之治咳嗽，因内伤误用表散，是谓重虚其里。故药品多用猛补，此则时当收藏之候，而病乃大发，是肾脏失收纳之职，子累母病，徒治其肺，非救本之道。故至年余之久，尚不能见效也，此为治咳嗽又一法门。

【证】桂枝去皮，则不达于肌表而下沉；茯苓消痰，能渗湿于脏腑而下降，二者相合，则可以折肾气上奔之冲，下水泛为痰之逆；五味子保肺金而滋肾，炙甘草补脾土以和中，二者相合，酸甘同化，可以收敛浮越之阳。仲景之立此方也，所以救误服青龙之害，而先生之用此方也，所以平肾气之冲。于此可见活法在人，苟能深通其理，则信手拈来，头头是道矣。

案七十六　阴火内燔咳嗽治法

肛疡成漏年余，真阴五液皆伤。纳食在胃，传入小肠，而始变化。因咳痰不出，必呕尽所食乃已。喉痛，失音，涎沫吐出，喉中仍似存留。明明少阴脉中阴火内烁上燔，阴液蒸变涎沫，内损精血。医见咳嗽音低，咸进清金润肺，不明此咳呛之原，是速其笃已。

猪肤汤：猪肤一斤（泡汤刮取皮上一层白腻者），清水一斗，煮取五升，去滓加白蜜一升，白粉五合，熬香和合相得，温分六服。

【疏】前二方之治咳嗽，一则补土以生金，一则平冲而降逆，均为误治救逆之法。揆诸此案，亦何独不然？盖肛疡成漏，真阴亏损，与内伤者无以异。至"咳痰不出，呕尽所食乃已"之证，虽较咳吐涎沫为浅，因一则传入小肠，业已变化，故吐涎沫；一则未入小肠，尚在胃中，故吐尽所食，而其上逆则一也。且已喉痛失音，吐出之后，喉中仍似存留，则其上逆无根之火，更甚于咳吐涎沫之症可知。况咽喉为少阴脉络循行之地，其喉痛失音，咽中介介者，必为肾中相火，燔烁真阴所致。以下焦虚，故反见上焦热。而其病，则非清金润肺所能治也，先生乃宗仲景圣法，认定为肾火不藏，而以猪肤汤为治，真神妙之至也。

【证】猪为水畜，属肾，肤为皮毛之垢，主于外，故属肺。且其津液在肤，能遍达周身，从内而外，以治上焦虚浮之火。蜜乃稼穑之味，粉为五谷之精。三者合用，能使水升火降，交媾阴阳，润肺和脾，滋化源，培母气。虚阳各归其部，咳吐可除，咽痛可止矣。至熬香者，则取其助中土之义也。此于前二方，又另出手眼之一法。

案七十七　感受温疹治法

温疹，是一股乖戾不正，无形之气，从口鼻吸受，上窍阻塞，呛物不得下咽。医不辨有形无形，但曰"清火""寒降"，至药直入肠胃，与咽中不相干涉。

连翘心 马勃 牛蒡子 银花 鲜芦根

【疏】古谚有之曰：大热入胃则发斑，微热入胃则发疹。此论误下致变之道，非天时不正，口鼻吸入温毒之气所可比拟也。盖误下，邪陷于内，不得泄越，因而发疹。治当辛凉撤其表，寒降清其中。今天地乖戾之气，流走空中，口鼻吸受，首先犯肺，所以其病氤氲于上焦而不散。阻塞上窍，致呛物不得下咽，肺胃之气不宣，则疹亦断不能密布于周身。医者不察，以为疹之不清，由于邪毒内盛，而用清火寒降。岂知病由误下而致者，为无形之实邪，不难一鼓荡平；感受之邪为无形之实邪，清火寒降，必致愈虚其内，而温毒更将有内攻之忧矣！此先生案中所以有不辨，但曰"直入不相干涉"等字，以提醒之也。后之读此者，宜注意焉。

【证】连翘心泻诸经无形之火，马勃清肺家客热之邪，牛蒡子开肺气兼透疹毒，金银花散肺热又戢时气。合此四味，则上焦之温毒可除，肺气宣通，血脉周流，疹必透达无遗。再加鲜芦根者，泻胸口之热邪，使不上升，则呛物不得下咽之苦可已。胃能纳食，则气旺而病自除矣。

案七十八　暑热伤阴失血治法

夏令热气伤阴失血，冬藏气降，血证必然不来。肉瘦精亏，嗽不肯已。但宜滋培藏真，预防春深升泄，不可以药理嗽，固本法加五味子。

人参　熟地　生地　麦冬　天冬　五味子

【疏】血者，水谷之精气也。生于脾，统于心，藏于肝，宣布于肺，施泄于肾，与原气周流不息，灌溉一身，故不能有所偏胜，一有偏胜则病矣。案中云"夏令热气伤阴失血"，则其人必素有内热之偏胜，复加暑气外感，煎烁肺液，则咳嗽不已，咳不已则络伤而血溢矣，此受病之标也。又云"冬藏气降，血必不来"，发于夏而定于冬，则肾阴之不足又可于言外见之，此受病之本也。治者不明察其原本之若何，一味专理其嗽，以为嗽止则气平，络伤可复而血可不出。岂知肾虚之体，暑气夹相火上燔，愈理其嗽而精愈亏，愈止其血而肉愈削。居春令大行之候，肝火反刑，以不胜乘所胜，而其病将无从措手矣。此所以以但宜滋培脏真，预防春深升泄，不可以药理嗽，谆谆告诫也。

【证】人参补肺中原气，熟地滋肾脏真阴，生地凉血养阴，虚而有热者宜之；麦冬止嗽消痰，暑热内燔者可服；天门冬清肺火而肃化源，五味子收散气而固肾脏。用固本丸之全方得参脉散之专力，所以能滋阴养阳，清金生水，逐暑邪而清内热，定久嗽而止血溢也。

案七十九　肝肾两虚失血治法

频年发失血证，嗽甚痰出，继以呕噫，日晡寒热，夜深汗泄。据述医见血投以郁金、姜黄、韭汁、制大黄逐瘀下走，希图血止。此是有余治法，夫人禀阳阴偏则致病，自内损伤，即是不足。脉左动数，尺不附骨，明明肾精肝血内夺，弱阴无能交恋其阳，冲阳上逆，吸气不入，是以咳嗽气并，旋必呕噫浊涎黏沫。内经谓"五脏六腑皆令人咳"，奈何今人以咳治肺，见痰降浊清热，损者更损，殆不复脏阴腑阳消长之机，杂药徒伐胃气。经年累月，已非暴病，填实下隙，须借有情之属。

人参　紫衣胡桃　茯神　紫石英　五味子　山萸肉
河车胶　秋石

【疏】频年发失血证，嗽甚痰出，病根之深，痰来之远，于此可见。继以呕噫，下气上逆也，日晡寒热，胃气不和也。夜深汗泄，阴不潜阳也。总之皆肝肾内伤，阴不恋阳之证。且以脉左动数，尺不附骨证之，更为可见。俗医不察，作有余证候治，安得不愈治愈危。不得已而更医，又不考病原，敷衍塞责，见咳治肺，见痰降浊，卒至杂药乱投，脏腑消长之机失，而胃气更将不振矣。先生立此方案，反复讨论，不厌详求者，实欲读此者，触类旁通，多所觉悟耳。

【证】人参补肺气以生阴，胡桃温命门而固气，二者合用，则诸虚可实，调血有功。紫石英下冲气之上升；五味子敛肺气而下固，二者合用，则呕噎可已，咳嗽可止。山萸肉温补肝肾，涩精固气；河车胶滋补虚损，精血咸宜，二者合用，则肝肾无内夺之忧，精血有内充之益。茯神导痰湿，又可交通心肾；秋石已劳嗽，兼能降火滋阴，二者合用，则导痰与咸降并行，有交通之妙，无逆上之患。立方之善，可谓至矣。

案八十　进气络伤失血治法

武略用力进气，与酒色精伤不同，失血在长夏，热泄之令，胸胁骬骨皆痛，是肝胃络伤。

桃仁　米仁　降香末　茯苓　苏子　韭汁　炒山楂丹皮

【疏】失血之证，其原甚多，然未有不由内伤而来者。盖外感咳嗽，苟不误治，断不失血。即内伤咳嗽，苟非治之不当，亦断不至于失血。其有忧思郁结，肝火内燔而失血者；酒色并行，伤其精血而失血者，此皆作内伤治，非可与技击进气伤损之失血相提并论者也。余于前二方之失血证，一则取其病由外感而来，一则取其症自内伤而发，均皆误治，致令病势垂危，缠绵不愈。此则因用力迸气而病，治此者必又误认作虚劳之证，不然案中何以开首即有"武略用力迸气，与酒色精伤不同"之言耶！即此可见先生认证之精，用药之当。盖病之来，不特外感内伤，有霄壤之分，即内伤之中，亦自有上下床之区别也，故取此三方以自警焉。

【证】桃仁辛苦甘温，入肝破血通瘀；米仁性味甘寒，入胃清热除湿；降香通经活血，兼能降逆；茯苓渗湿利窍，又可行痰；苏子降气最速，韭汁消瘀极灵，山楂消食伐脾，丹皮凉血退热。细考是方，均为下气消瘀、通络泻热之品。内惟炒山楂一味，似非胃络伤损者所宜，不知酒色精伤之证，参地为要药，前必有误投之者，以此伐之，庶血行而瘀消耳。

案八十一　经漏胎走阴虚生热治法

秋七月，经停几两月，继下血块，疑是小产，逐经漏不止，入冬血净，加五心脊椎骨热，天明微汗热缓。凡经漏胎走，下元真阴先损，任脉阴海少液，督脉阳海气升，所谓阴虚生热矣。以肝肾脏阴精血损伤，医投芪术呆守中上，不究阴阳气血，不亦左乎。

人参　阿胶　建莲肉　茯神　女贞子　萸肉　生白芍　炙草　糯稻根

【疏】妇人之病，最难治者，厥为经停与崩漏。盖经停当分是孕非孕，崩漏当辨小产与放血。今是证经停两月，体无他病，必为有孕。继下血块，漏下不止，必为小产。然是否有孕，是否小产，均为过去之事，不能考证。故以疑是为言，入冬血净，果属小产或崩漏，亦当渐渐复原矣。乃非特病不渐痊，反加五心、脊柱骨热，天明微汗热缓之疑证。盖以骨热言，似为骨蒸；以微汗热缓言，似为类疟。一片疑云，真令人难以捉摸。医投芪、术，呆守中土者，亦因分别不清，敷衍了事，不求有功但求无过之意。先生乃独具双眼，认定经漏胎走，必属下元真阴先损，决为阴虚生热。其微汗热缓，乃津泄阳亡之候，而五心、脊柱骨热者，任脉阴海少液，不能养阳，督脉阳海无阴辅而气升耳。如此危疑之证，非先生畅论其理，真索解无从也。

【证】人参入脾补阳，入肺补气，诸虚百损之要药，故以之为君；阿胶入肝养血，入肾滋水，崩漏胎产所必需，故以之为臣；莲肉补心肾而涩精，茯神通心肾而导湿，女贞子平补肝肾而养阴，生白芍敛阴退热而和血，萸肉涩精固气，炙草补土和中。此六味，则互为佐使，均可育肝肾真阴，而充其精血者也。再加糯稻根者，止阴虚之汗耳。

案八十二　瘕聚漏经治法

漏经，继下如卵形，已见血损气结。按任脉为病，女子带下，瘕瘕，少腹形象是也。血伤忌投气燥温热，但血药不取沉滞，血中宣气为宜。

南山楂　茺蔚子　青葱　新绛　生香附

【疏】漏经者，经来点滴不止也，虽较崩为少，而涓涓不已。人身之血几何，安能堪比。且继下如卵形，则漏而未出之血，已瘀而成块。其阴之伤，已不言可知。血损气结者宜也。然案中云"按任脉为病，女子带下，瘕聚，少腹形象是也"数句观之，则病者少腹必有硬满之形。据此又非治血所能了事，而前之治者，因其瘕聚有形，曾投以气燥之品，因其漏下不止，又投以温热之剂，以冀其气通漏止。岂知血伤之证，气燥则愈涸其阴，温热益妄行其血，均在所忌投。先生特为指出，而以血中宣气之品立方，即血药中一切沉滞之药，亦皆摒而不用。盖沉则与血有关，滞则与瘕有碍也，其用意深矣。

【证】南山楂，消食磨积，运化中宫；茺蔚子，活血消瘀，行中有补；青葱外实中空，能通上下之阳；香附开郁散滞，行诸经之气，此皆血中宣气之品。至新绛，则祛瘀又能通络，活血而并可生新，又为是病之要剂也。

案八十三　产损蓐劳治法

上年产蓐无乳，已见血虚之象。延半年后，经水不来，少腹瘕气有形。病人自述背脊常冷，心腹中热。视面黄色夺，问食少不美。夫督脉为阳脉之海，由腰而起，剂颈而还。下元无力，阳虚背寒。任脉为阴海之冲，虚攻入络为瘕。考《内经》《图翼》，病机宛然在目。此产损蓐劳，非是小恙，无如医不读书，见寒热经闭而妄治，安缠日久，速其笃已。

人参　鹿角胶、霜　粗桂枝　当归（小茴炒）　枸杞子　沙蒺藜　白薇

【疏】上年产蓐无乳，已见血虚之象，此乃证之已往。延半年后，经水不来，少腹瘕气有形，此为现在之病证。然苟不知上年产蓐无乳之情形，则此次之经水不来，少腹瘕气，必将疑为有孕。而病人之自述，背脊常冷，心腹中热，则又似恶露不通，阻塞气道，为恶阻之象。盖妇人经停之证，所最难断者，厥为有孕与无孕。而所以敢认定为瘕气，不疑为有孕者，则在诸医之寒热经闭妄治，而未见血之下行，瘕之略减，寒热之退耳。且视其面，已面黄色夺，问其食，则食少不美，于此足证其气血之衰败，脾胃之虚弱矣。夫脾胃为后天之母，

气血为人身之本，四者俱衰，非劳损之大症而何？至论督任一节，乃至妙之文，能通其理，不特女子之产损蓐劳可治，即男子之五劳七伤、骨蒸、痿弱等大症均可疗治也。

【证】人参，一切气虚血损之症，在所必用。鹿角胶，补中益气，制霜，则温而不滞。桂枝通督脉之阳，以祛背寒。当归为血中气药，一切阴虚血症，皆当用此；而滑利之品，脾胃虚弱忌用，故以小茴炒之，盖小茴有开胃理气之功，并可引血药入肾也。枸杞子、白蒺藜，均能益精强肾。白薇则凉血而清虚火之热。综是方也，督任可通，脊冷可已，腹热可除，瘕气可散。盖比前一案，阴虚生热之证，为更进也。

案八十四　产后瘕聚治法

半产重于小产，左胁下瘕形，是气乘肝络，攻之则变为中满。从前有震动胎坠，呕逆寒热之伤。今当培养气血，正旺则瘕自消，不可怠忽，致延劳怯。

当归　白芍　鳖血制柴胡　茯苓　蒸于术　南枣　炙甘草

【疏】前证之瘕，由于产后血虚，督任皆衰所致。此证瘕象，虽亦发于产后，而半产与正产异，其胞络必伤，郁气攻冲，乘虚入踞，其象易见。且前证之瘕结于少腹，其位在任脉起原之处，此则结于左胁之下，其瘕象虽同，而其原则异。盖左胁为肝家部位，少阳厥阴之经，亦行于身侧。于此可知，气之所乘，必为肝络无疑。医者不知和解之法，从而攻之，中满之变证作焉。此则未究经络脏腑部位之理，所以动手便差也。考从前震动胎坠之时，曾有呕逆、寒热之证，则肝胃之不和，气血之不调，已可概见。用攻药者，其变若此。舍培养气血外，将何从措手乎？即病家亦必以瘕聚成形为实证，有疑似之处，故以"正旺则瘕自消，不可怠忽，致延劳怯"等语，深戒之也。

【证】当归补络中之血，血充则肝自潜藏。白芍敛肝家之气，气静则瘕形易散。柴胡，舒少阳郁火，火不郁则气不外乘，制以鳖血者，使引诸药入厥阴，直达病所也。用茯苓者，湿渗则血液清，痰降则气道洁，血清气洁络伤可复矣。至于术、南枣、甘草三味，均为补胃之药，盖后天之气足，则火不食气，气能统血。气血周流，瘕自消除于无形矣。

案八十五　下虚不纳咳吐治法

上年五个月，小产二次，再加冬季服事病人。产虚在阴，劳伤在阳，此咳嗽吐黏浊，气逆呕食之由来也。凡食入胃传肠。此咳是下虚不纳，气冲涌上泛。胃乏运行，食亦继出，奈庸工不明伤损阴中之阳，仅仅消痰清肺，一派寒凉必致胃倒败坏。

桂苓甘味汤（方见案七十五）

【疏】五个月小产两次，则其体之虚弱，带脉之不固可知，再加以冬季服事病人，忧劳交并，体弱之人，安能堪此。案中所云，产虚在阴，劳伤在阳，此不易之言也。奈庸工不明此理，不察咳嗽，吐黏浊，气逆，呕食之所以然，认为肺胃之痰火，而用消痰、清肺寒凉之药，安得不愈治愈坏哉。先生乃详论其咳嗽、吐黏浊及呕食之理，昭告病家，使知此病为损伤阴中之阳而发。用药亦不必详求诸深远，即以金匮所载，误服青龙汤，至虚气上冲，用救逆之桂苓甘味汤治之。与七十五条所列，证之来原各异，而用药则相同。救逆之理各别，而获效则一，可知古人之方，果能会通其意，无往而不可用也。余之所以再取此方者，职是之故耳。

【证】桂枝赤色，能通心阳。茯苓淡渗，专伐水逆，盖心阳一振，则水邪自伏，湿邪下渗，则黏浊自消。五味子敛肺归肾，上下通而气逆可止。炙甘草和中补土，健脾运而食自下行。细考此方，初起之嗽，似不可用，一经久嗽，黏痰多而咯吐不清者，皆可用此调治也。

案八十六　气病治血法

　　十年前因夜食凝滞闭气食物，遂胃脘痛，呕吐病发，腹大如怀妊，得气泄而胀消，经准不孕，来必腹痛。病根脉全在气分，用药必兼祛血分寒凝，乃合病机。

吴茱萸　秦椒　川楝子　高良姜　延胡索

蓬莪术　生香附　南山楂　生姜　捣汁为丸

　　【疏】细考此证，何论何人，未有不作气治者，何也。食凝滞闭气食物，而致胃脘痛、呕吐等病，则病根之来源，已在气分之闭滞。且病发之时，腹大如怀妊，得气后泻，胀可立消，则又为病在气分之见证。夫病根及脉既全在气分，乃从气病诊治，竟达十余年而不效者，其中必有故矣。气病久者，必累其阴，阴受气累而病，而气亦因阴病而其病更深，此所以久而不愈也。惟阴受气累而病，必有见证。究其经脉，月来必准，则阴分似亦不病，及推其经来必腹痛，与所以不孕之故，可恍然于气病历久不愈之故矣。先生治一疑难之证，认证处方，必有独到之处，阅者毋草草读过也。

　　【证】浊阴不降，厥气上逆，甚而胀满，非吴茱萸不可治。补火衰，祛寒痼。暖脾胃而止呕吐，惟秦椒是赖。用川楝子者，味苦气寒，引温药下行，以治其气血错杂之邪。高良姜除胃脘之积寒，延胡索行气血之凝滞，合蓬莪术能逐气分中之血积，盖气因血窒，而见积痛不解者，非此不行也。至生香附、南山楂二味，一则通行诸经，使气无阻遏；一则磨积运化，使脾气得伸。用生姜捣汁为丸者，生姜为呕家之圣药，其性辛散，又有走而不守之义矣。

案八十七　火郁成淋治法

寡居无欢悦之念，肝胆中气火郁勃，直上直下，莫能制伏，失其疏泄之用，小溲成淋，谓肝脉环绕阴窍，用龙胆泻肝法。

龙胆草　黄芩　栀子　当归　生地　柴胡　泽泻　木通　甘草　车前子

【疏】人身之最难遏抑者，厥为欲火，而妇女之最足悲痛者，厥为寡居，况当专制之时，礼教严密之候，以守节为尊荣。故妇人一经作寡，不特视转嫁为可耻。即其居家也，亦必深处闺中，不出庭户。然而欲自性生，断无不发之时。君子好逑，难以再得。情人影像，转眼皆空。睹物兴怀，能不悲从中来耶？加以隐事难言，无门诉苦，偶违礼法，指摘丛生。境遇如斯，无能忿恨欤？郁火与忿火中烧，中心安能抵制？卒至火愈焰，则情愈炽；情欲炽则欲愈张。情炽愈张之候，不得达正式宣泄之目的，不得不出于手淫之一途，欲泄精流，火随下陷，而阴道发炎矣。此案中所以云"寡居无欢悦之念，肝胆中火气郁勃，直上直下，莫能制伏，失其疏泄之用，小溲成淋也，用龙胆泻肝汤"，乃所以直折其势耳。

【证】龙胆草，苦寒至极，大泻肝胆实火，除下焦湿热。黄芩清上中二焦火热，又入膀胱小肠，以治淋闭。栀子解三焦火郁，使之屈曲下行，从小便而出，盖非此三味，不足以泻其火邪，破其欲焰，直折其势也。其势既衰，于是再用当归以补之，生地以养之，柴胡以舒之。泽泻之上行下达者，以清其相火。木通之通窍利水者，以清其君火。更用车前子以固其精窍，粉甘草以缓其火急。投以如此大剂，则方张之烈焰，安有不潜消于顷刻哉！虽然以此等人，而服此等药，非根本之治，乃救急之法也。先生此法妙则妙矣，特未免霸道耳。

案八十八　产后干咳治法

产后脉虚，舌白，背寒凛，身痛，干咳，不饥。是血气两损，不肯复元，有蓐劳之虑。急当培养足三阴脏，莫以肺经咳嗽，治再伐胃气。用贞元饮方：

　　熟地　归身　炙草　茯神　杞子　桂圆肉　饥时服

【疏】产后之病，变端百出，治之实难，非阅历精深，经验充足者，断不可贸然处方。今是案所载"产后脉虚，舌白，背寒凛，身痛，干咳，不饥"之证，试分析言之，则疑点丛生矣。盖产后脉象虚者为多，未可即认为衰损；而舌白、背寒凛、身痛，则似外感风寒入客；至干咳不饥，则又似肺胃交损，与脉虚相应。将此病理，反复推敲，掩卷深思，确属难以下手。先生乃认定为血气两损，以培养足三阴脏为急务。谓若不复元，竟有蓐劳之虑，何也？彼盖有见夫前之医者，以舌白、背寒凛、身痛、干咳为肺家外感之候，专以肺经咳嗽治而不效也。夫以治外感之药，不能解舌白、背寒凛、身痛、咳嗽之证，则必为内伤无疑矣。此先生临症精细之处，而后人之当效法者也。

【证】熟地滋肾水，归身养心血，炙草补脾气，杞子润肝燥，云茯苓交通心肾，桂圆肉补气补血。产后阴虚，不得不用柔润之品，偏于刚燥，则火升难戢矣。饥时服者，防黏滞不行也。

案八十九　产后虚疟治法

产后阴伤，寒热疟几两月，病发白带淋漓，八脉空隙大著，腹有动瘕。下元虚惫已极，议固下真通脉方。

人参　鹿角霜　茯苓　归身　苁蓉　粗桂枝木

【疏】产后之证，所最难治者，厥为寒热。盖产后气血大伤，一有不慎，易致寒热，而辨别甚难。所以然者，产后寒热，有因阴虚而发者，有因阳虚而发者，有因阴阳两虚而发者，有因感受外寒而发者，均当细细考求，否则动手便误也。即以此证论，案云"产后阴伤，寒热疟几两月，病发白带淋漓"，夫产后阴伤，人所易晓，而寒热疟几两月，非内伏深邪，即疟亦无如此之久。更证以病发白带淋漓之病，则疟又非内伏之邪，极似木不条达，少阳克土之象。不看下文，真使人难以认定也。然则，先生之断为下元虚惫，于何见之？曰：疟发而白带淋漓，不必少阳克土，脾肺之气，已将绝矣。且疟几两月，断不投截疟之方。其不止者，必虚寒、虚热无疑。加以腹有动瘕，则冲任之气已升，督带失统束之力矣。非八脉空虚，下元虚极之症耶。于此时而以外感治之，其危殆可立见也。

【证】人参补五脏之阴阳，诸虚可服。鹿角霜，补肾督之脉，温而不滞。归身养心中之血，守而不行。茯苓能渗痰湿，湿祛则血清，痰行则气利。苁蓉力专滋肾，能除阴阳两虚之寒热。桂枝通心阳，心气得宣，则旭日当空，而寒热自已也。

案九十　产后内风燔燎治法

产后十二日，诊脉数疾，上涌下垂。此血去阴伤，孤阳上冒，内风燔燎，肝魂不宁。面赤，头痛，昼轻夜重。阴弱阳亢，上实下虚，若不按法施治，必增瘛疭厥逆。议咸润益下和阳方。

小生地　生牡蛎　淮小麦　阿胶　麦冬　元参

【疏】产后十二日，俗称为小满月日。体健者，阳回阴复，可以照旧矣，不应有数疾之脉，及上涌下垂之象也。今竟现此脉象，不得不考查其病原矣！夫以症之显著者言之。惟头痛在外感疑似之间，而面呈赤色，则其痛又与外感不合。究其病势之进退，则魂梦不宁，昼轻而夜重，无寒热身疼之外症，无腹痛、膨胀、瘀浊、淋带之内症。而其脉象乃如此，则为内脏空虚，肝风将肆虐之候也必矣。何也？身无他病，仅见面赤、头痛，非阴弱阳亢、上实下虚之铁证耶？故此证特两足未冷耳。肝魂不宁，已有飞越之象。即亡阳之汗，案中虽未明言，而观其所用之药，业已顾到。此时若两足一冷，恐先生亦无所施其伎俩也，必增瘛疭厥逆，特浅言之耳。

【证】小生地滋养肝肾，治阴虚内热之要药。生牡蛎涩精固气，同地黄，病虚多热者更宜。淮小麦止汗养阴，与牡蛎同用，能已亡阳之汗。阿胶养肝血，滋肾水；麦冬补胃络，安魂魄，二者相辅，肺气清则肝木自平。阴血多则内风自息，用玄参以制浮游之火，面赤头疼可已矣。

案九十一　产后臌胀治法

产后五十余日，腹满不减，臌胀愈甚，二便不爽，此因下焦空虚，腑阳失气化之司，先宜通阳，得胀势稍缓再议，方用五苓加椒目。

猪苓（去皮）　白术　茯苓　泽泻　桂枝　椒目

【疏】产后之病变幻百出，总以外感及瘀滞者多。今案中云：产后五十余日，腹满不减，鼓胀愈甚，二便不爽，先生立方乃不从化瘀理气入手，竟以通阳泻湿为治，夫产后之病，阴伤者多，五苓一方，渗湿逐水，必致更伤其阴，在病虽属腑阳气化失司，亦当先顾其本，方无虚虚之弊。掩卷深思，不得其故者累日，继乃恍然曰：产后五十日，已将两月，俗虽有百念日产后之言，然将近两月发病，则断非如初产时之虚弱可比。即属阴阳之体，尚堪投药与病机一战。其曰：得胀势稍缓再议，则顾全根本之法在后，而此为治标之方也明矣！先生特恐人之不解其意，故首列日数以晓之，于此足见其治病立方之不苟。

【证】泽泻味咸入肾，培水之本；猪苓黑色入肾，利水之道；白术味甘归脾，制水之逆流；茯苓色白入肺，清水之源委；桂枝性热色赤，能通心阳暖水脏，使水精四布，表里之邪可由此而解，再用不行谷道，尚行水道之椒目，以逐其臌而祛其胀，而腑阳之气可化通矣。

案九十二 产后肿胀攻补并用法

产后肿胀不愈，显然下焦先虚，肝肾气散，不主收纳，形寒痞闷，食少痰多，形消肉削，治从温纳、分利、攻消治法。

济生肾气丸三钱，磨沉香汁三分，冲，开水送。

济生肾气丸方：熟地黄四两，茯苓三两，山药二两，山茱萸二两，丹皮一两五钱，泽泻一两五钱，牛膝一两，车前一两，附子五钱，肉桂五钱，炼蜜为丸。

此方功用专治肾气不化小便涩数。

【疏】前案产后臌胀，因下元空虚，腑阳失司，治用五苓。此案云"产后肿胀不愈，显然下焦先虚"，而用温纳、分利、攻消之法。夫同一病症，同一产后，同一下虚，而其用药，乃不同若此，何也？盖前症，下焦虽虚，元气尚未大伤，故用逐水之品。此则形寒痞闷，食少痰多，形消肉削，不特下焦先虚，即气体亦虚惫不堪矣。此所以攻补兼施，而用温纳分利攻消之法也。于此可见前案得胀势稍缓，再议之言为重要，而余之所以两案并取者，亦以见先生之治病，有缓急次第也！

【证】熟地滋肾水，山药补脾阴，山茱固肝气，牛膝入下焦，肉桂壮命火，附子逐沉寒，皆属温纳之剂。

内惟茯苓之渗湿，车前之利水，为分别之品。泽泻之咸降，丹皮之消瘀，为攻消之药。温纳者居其六，而分利及攻消者居四，可见其以辅正为先矣。至加沉香汁者，降虚浮之气，归入肾经，与桂附交尽其力，则蒸化利水，安有不两得其妙哉！

案九十三　通腑润燥治法

上燥治气，下燥治血，此为定论。今阳明胃汁之虚，因久痛呕逆，投以香燥破气，津液劫伤。胃气不主下行，肠中传送，开阖皆失其职司。经云"六腑以通为补"，岂徒理燥而已，仍议清补胃阴为法。

鲜生地　甜梨肉　天冬肉　人参　生白蜜

【疏】燥与火，名同而实异，盖其烁精燔液之害一也。然火之害，其性猛烈，其发病也速而显，人所易知。若燥之害，则由渐而进，来势缓而不显，故知之者鲜。即医者，亦每多举火热为言，而不以燥气为重。岂知火热之气，尚可腐熟水谷；若燥气，则但有熯烁万物，消耗阴液之效能，而无蒸发腐化之力量，故其害较火热为甚。即投药之法，亦较治火为不易。历观古人言论，亦少言及。自喻嘉言先生，发明《内经》"秋伤于湿"为"秋伤于燥"之文，"燥"字之义，乃大明于世。香岩先生踵起，更以"燥"之一字，悟出后天分治之法，以脾为阴脏，喜刚燥之味；胃为阳腑，喜柔润之品。而病人之所恃，尤以胃气为本，故开清补轻灵一派，为补胃润燥之不二法门。得其意以立方，润燥也不难矣，补胃也不难矣。若此案所载，非外感六气之燥，乃不明脾胃之理，为药误所致而然，故更急急于以通为补也。盖通肠即所以养胃，而养胃即足以润燥，燥润则津液足而传送开阖自得其宜矣！至"上燥治气，下燥治血"之语，真不易之定论也！

【疏】鲜生地养阴清血，滋下燥之要药；天门冬清金生水，润上燥之灵丹；梨肉润肺胃燥痰，人参养五脏元气。加生白蜜者，和胃润肺，能通燥结而不伤脾胃也。

案九十四　蓄血误治变症治法

伤寒蓄血，都是邪入于里。《内经》谓"阴络伤，血乃下溢"，阴为脏病，阴气从下走泄，阳气失恋上冒，遂令神识昏狂，乃脱证也，况在立冬大节之交关。阅医学，今朝所服，犹是羌防、菖根，前此柴防服之屡屡，身中阴阳遭此魔障，劫尽焉有安逸之理。虽急急收拾散越，恐未稳追返耳！

人参　茯神　禹余粮　木瓜　五味　小麦

【疏】古谚有不服药为中医之说，盖与其误药而病重，不若不药之为愈。今观是案所载，益叹古人之说为不虚矣。此案不述病情，而开首即云"伤寒蓄血，都是邪入于里"，夫病名伤寒，外感之症也。今乃入里而蓄血，则初起已因攻下之品而误治，不言可知。夫伤寒既已入里而成蓄血，则又当去瘀以逐下焦之热，乃仍认以为表证，而用羌防、菖根以解其外。前者既因误下而致变，今又误表而愈重，颠倒错乱，并且服之屡屡。人身气血之体，非金石之质，一误岂容再误，安得不热陷于里，神识昏狂，而现脱证耶？未稳追返之言，非先生之故以恫吓也！

【证】人参回散失之元阳，误下误表之后，不得不以此救急；茯神益智开心，渗导痰湿，以交通其心肾，神识昏蒙之要药也；禹余粮为涩下固脱之品，似非蓄血证所宜，李时珍曰"禹余粮为手足阳明血分重剂"，意者蓄血上奔，故用此重以镇之耶！羌防柴防，为损液消阴之品，服之屡屡，必致气散液亡；筋骨拘急，故用木瓜以收其脾肺耗散之气。五味以敛肺归肾纳气，小麦以补心养肝止汗。君以人参，即急急收拾散越之意也。余之所以取此者，以若是将脱之重症，而立其方，只寥寥数味，且不用至宝丹、清心丸等大开蒙闭之品，是为奇耳！

案九十五　三阴疟养阴逐邪两治法

伏邪留于少阴、厥阴之间，为三日疟，百日不愈，邪伤真阴。梦遗盗汗，津液日枯，肠燥便艰。养阴虽似有理，但深沉疟邪何以追拔扫除？议以早服仲景鳖甲煎丸三十粒，开水送，午后服养阴通阳药，用复脉汤加减。

鳖甲煎丸方：

鳖甲（炙）一两二钱　鼠妇（熬）三分　黄芩三分　柴胡六分　蜣螂（熬）六分　干姜五分　大黄五分　桂枝五分　石韦五分（去毛）　厚朴五分　紫葳五分　半夏五分　阿胶五分　芍药五分　牡丹皮五分　䗪虫（熬）五分　葶苈一分（炒）　人参一分　乌扇四分（烧）　瞿麦四分　蜂巢四分（炙）　赤硝一钱二分　桃仁二分

制法研为末，取煅灶下灰一斗，清酒一斛五升，浸灰，俟酒尽一半，着鳖甲于中，煮令泛澜，如胶漆，绞取汁，纳诸药煎为丸，如梧桐子大，每服七丸，空腹时热汤送下，一日三次忌生冷鸡蛋豆麦等物。

方论：此方都用异类灵动之物，行气逐血之药颇多，而不嫌其峻，但恐诸虫扰乱神明，故君鳖甲以守之，其泄厥阴，破癥瘕之功，有非草木所能比者。阿胶达表息风，鳖甲入里守神，蜣螂动而性升，蜂巢毒可引下，䗪虫破血，鼠妇走气，葶苈泄气闭，大黄泄血闭，赤硝软坚，桃仁破结，乌扇降厥阴相火，紫葳破厥阴血结，干姜和阳退寒，黄芩和阴退热，和表里则有柴胡桂枝，调荣卫则有人参芍药，厚朴达原，劫祛其邪，丹皮入阴。提去其热，石韦开上焦之水，瞿麦涤下焦之水，半夏和胃而通阴阳，灶灰性温走气，清酒性暖走血。统而言之，不越厥阴阳明二经之药。故久疟，邪去营卫而着脏腑者，即非疟母，亦可借以截之也。

生牡蛎　鹿角霜　酸枣仁　阿胶　麦冬　炙草　生地　桂枝　大枣

【疏】疟邪初发尚在阳分，延久而虚，渐入于阴，乃成三疟。在初起之时，治之得法，未有不愈。一经入阴，虽作止有时，间三日而一发，于原气似无大碍。然邪愈伏愈深，疟必愈发愈重，且发必大汗，更伤其阴。阴伤则邪伏愈坚，而变化百出矣。案中所以有"梦遗、盗汗，津液日枯，肠燥便艰"之见证也，夫梦遗伤精，盗汗伤阴，阴精日伤，岂止津液日枯，原气亦将涣散，安能更托其邪，使之外出？故养阴虽属正理，而逐邪尤不可不视为急务。则舍两路进行外，必不能追拔其根源，扫除其巢穴，而恢复其本原也。先生以鳖甲煎丸及复脉法，分早晚服投之，其用法之妙，莫可言喻。盖早晨则阴安而阳盛，可以逐邪；午后则阴动而阳微，可以补正。两者相辅而行，其病安有不疗者哉？

【证】牡蛎入肾经血分，涩精固气，化痰散结；生地滋水养阴，通秘润燥，合牡蛎则能益精收涩；鹿角霜益精补虚，温而不滞；酸枣仁味酸性润导热收津，阿胶息风养血；麦冬润肺清金，桂枝通心阳，和其营卫；炙草补脾土，和其中宫；大枣收津助气，和其经脉，合鳖甲煎丸，一攻一补，则伏邪安能留于少阴、厥阴间，固结而不散哉。

案九十六　湿温游行三焦治法

脉弦缓，面目肌肤皆黄，舌白滑腻，胸脘膈间胀闭，病名湿温。由濒海潮湿，气入口鼻至募原，分布三焦，此为外因。仍食水谷腥物，与外入秽浊之邪，两相交混。湿甚热郁，三焦隧道气血不通，遂变黄色。发汗不愈者，湿家本有汗也；清热消导不愈者，热从湿中而起，湿不去则热不除也。夫湿邪无形质，攻滞乃有形治法，其不效宜矣。昔河间治湿热必取乎苦辛气寒，盖苦降以逐湿，辛香以祛秽寒，取乎气，借气行不闭寒于内也。当世医者，混以伤寒表里为治，殊不知秽湿气从口鼻，游行三焦，不与伤寒同治。

绵茵陈　白豆蔻　厚朴　川通草　广皮白（炒）　茯苓皮　半夏曲　块滑石

【疏】湿为阴类，留滞于中，最为难治。盖湿浊之气，阻塞于中，易生痰饮；留着肌表，易致发黄；注于下焦，易生淋浊。无形质之可寻，随气机而流走。治之一不当，亦足以致变而丧身也。今是案脉弦缓者，为风湿之象；面目肌肤皆黄者，为发黄之候；舌白者，为寒闭于内；滑腻者，为湿踞于中；胸脘膈间胀闭者，为湿浊夹痰之状。病现湿形，投以湿药，当无不愈。然而发汗不愈，攻滞不愈，清热、消导亦不愈者，何哉？盖未悉病之来原，均治之不得其法耳。先生特详述其受病之原，并指明其所以屡治不效之故，更引伸河间之说，以为治湿浊游行三焦之定法。明示后人，使知湿温之病，自不得混同伤寒表里之治法也。

【证】茵陈清气分之湿热，为治黄之通剂；白豆蔻辛香走窜，流行三焦以之祛秽；川厚朴辛苦而温，能泻实满，即为苦降；广皮白和土消痰，茯苓皮消痰渗湿，半夏曲能走能散，为燥湿痰之妙品。川通草引热下降，专利小便。块滑石通利三焦，专清湿热。合上五味，所谓气取乎寒，藉气行不闭寒于内者也。

案九十七　风根症治法

膈间肿胀如臂，坚硬痛楚，体髀骱股皆肿，经谓之伏梁，又曰风根。此下焦阳气虚不能运化也，此属危症。勉拟一方，恐未能奏效。

淡川附　荜澄茄　人参　鹿茸　茯苓

【疏】考《内经》"伏梁"，一名风根，其病少腹盛，左右皆有根，为裹大脓血，居肠胃之外，不可治。又人身体髀股䯒皆肿，环脐痛，为气溢于大肠，而着于肓。肓之原在脐下，故环脐而痛，不可动。《难经》曰：心之积为伏梁，起于心下，大如臂，上至心下，久不愈，令人病烦心。夫曰：不可治，不可动。在古圣作者已如此，可见其症之难愈矣！东垣先生立有伏梁丸方，以燥湿、温中、行血、逐积之品为治。然初起者或可获效，病之已成者，吾恐亦难以奏功也。今此证，膈间肿横如臂，坚硬痛楚，体髀䯒股皆肿，确为伏梁已成之病。盖胸腹为冲任往来之地，膈间冲任之气不得通行，积愈久则病愈深，上迫于胃，则壅而成痈；下薄于阴，则迸而下血。此先生所以有下焦阳气虚，不能运化之言也。以东垣之法投之，下虚者，恐不能胜任。特拟立此方，于无可想法中，另辟一治法，冀其幸中，故以恐未能奏效为言。

【证】附子火热纯阳，走而不守，能通行十二经，无所不至，一切沉寒闭塞之病，无不奏功；荜澄茄辛温无毒，逐一切痰癖，及心腹间气胀。此二味，盖行其积者也。人参补气生阴，正气旺则浊积自消；鹿茸补精暖血，督脉强则冲任自通。加茯苓者，消其痰湿，清其水源也。后之学者，苟遇是证，可取法焉。

案九十八　阴阳交症治法

病热，汗出复热，而不少为身凉，此非痎疟，狂言失志，经所谓"阴阳交"即是也。交者，液交于外，阳陷于内耳，此属棘手症。

人参　生地　天冬

【疏】《内经》论阴阳交之病，有三死，今案中所载，已有二死之候。所未提者，脉象耳，是则此病不独棘手已也！即古人之医圣，亦无挽救之法，而有虽愈必死之语。乃先生不以古训为然，仍与病机一战者，非敢侥幸于万一，必因脉象尚未躁盛，而识力之所及，或有可以挽回之处，故立此方，以尽人事耳。至二死之候，一即病热，汗出复热，而不少为身凉之证。盖汗出热退，为正胜邪却，病可立愈。今热不因汗少衰，汗者，精气也；精去而热不退，则邪气独胜，精不化流，汗愈出而精愈衰，邪无可却之时矣，先生所谓液变于外者是也。一即狂言失志之症，盖志舍于精，精不化流，则志无所居；志不居留，则狂言失志之变作焉，先生所谓阳陷于中者是也，此即所谓二死之候也。

【证】此三才汤方也。天冬补肺生水，地黄补肾益精，人参补脾健食。补肺者主乎上，补肾者主乎下，补脾者补乎中。以之治久热，神识不清，阴液元气两伤之症，莫能出其右也。天地人，号曰三才，药有是名，故亦名其方焉。

案九十九　关格病治法

关格者，经言脉数俱盛四倍，阴阳结邪，相离而不复相管，赢不及于天地之精气则危矣。极言关格之不可治，前贤拟方，亦皆未尽善。愚意离愁郁结，病属七情，果难措手。今此症由甘肥积热，酒性剽悍，致伤脏腑津液。治以清通清滋，或尚希冀。

川连　生草　瓜蒌皮　元参　枳壳　胆星　苦丁茶柏子仁　元明粉　等分蜜丸

【疏】关为关闭，溲溺不得出，格为格拒，食物不得入。不入不出，精气竭绝则死矣。内经以阳盛极者为格，阴盛极者为关，均为不治之症。《伤寒论》中所言关格病状，非阴阳各盛四倍以上之证候。后人治关格之症，用辛香通窍下降之法，恐亦未能愈此大症。先生所谓前贤拟方，亦皆未尽善者，非过论也。至"愚意"以下一节，于内伤之中，再分情志与饮食之异，以定其病之可治与否，实发前人所未发，而其治病之精细，论证之深入显出，确实高人一等也。至离愁郁结之火，积而不散，延及肝胆，木喜条达，一经郁结，其火愈盛。故在人迎一盛、寸口一盛之时，其病治之，已属不易，况在格阳关阴之候耶。至甘肥酒湿之所伤，脏腑之本根，虽未大漓，其证确较情志所伤为浅，然其病到人迎三盛、寸口三盛之候，则亦无能为力。何也？脾胃之气伤，则后天之气化绝，生生不息之机，将由此而止矣。况至四盛以上耶！先生此方，亦是无中生有之一法，尽人力以听天命，所以云或可希冀也。

【证】黄连泻湿火，清肠胃之盛阳；生草和中宫，泻三焦之郁火；瓜蒌开胸膈痰气，使之直入肠胃而下降；玄参制浮游之火，又能壮肾水而挽孤阳；枳壳下气开胸，胆星消痰散滞，苦丁茶散肝活血，柏子仁润燥通肠，玄明粉泻肠胃之实热，真白蜜润肠胃之燥结。此方也，黄连、蒌皮、枳壳、生草为治盛阳之格，玄参、柏子仁、玄明粉、白蜜为治盛阴之关。用苦丁茶、胆星者，散肝胆之滞结也。不投汤药，而投丸剂者，汤则恐其格拒，丸则有缓以下之之意也。方如此，可谓面面顾到矣。

案一百　峻补元海淋法

八旬有四，下元虚惫，膀胱不开，溺淋窒痛。肾脏之阳，通纳皆少。惟峻补元海可冀小效，至于全好，恐难深许。

当归　鹿茸　茯苓　柏子仁　苁蓉　杞子　熟地

牛膝

【疏】小便涩痛，欲去不去，不去又来，滴沥不断，谓之淋病。方书列于肝胆部，以有热留滞，阻其宣化气机，膀胱生热，壅塞下焦，水道不清，乃成斯证。故其治法，多以苦降辛散，泻肝胆之热，淡渗通窍，利滞留之湿。凡壮实湿热之体，其病不难速愈；或系虚冷之证，则又当用桂附以滋化源，补中以扶其正气，此则治淋之大法，而不可移易者也。今观是案所载，溺淋窒痛，而用峻补元海之法，于苦辛、通渗、温补之外，又添一治淋法门！先生之惠我后人，真不浅哉！或曰此法特高年下元虚惫者可使耳，非少壮者所宜。不知精伤之证，与枯涸者，理本相同。童子精未盛而御女，壮年精未复而更伤，其虚惫之状，吾恐有更甚于枯涸者，此方固何有于不宜。或以为峻补肾阳，当用桂附，不知精充则肾可作强，桂附辛热，燥精实甚。老年纵属阳虚，体质亦有不宜于桂附者，柔阳填精，滋肾即所以养肝，疏泄得其道，而溺淋自愈。全好恐难深许者，老人无生精之望，盏内添油，其竭可立待耳。

【证】当归入心生血，为补血之专剂；鹿茸入肾生精，为补精之灵丹；柏子仁补肝益肾；肉苁蓉兴阳润燥，枸杞子补精壮阳，大熟地温肾滋水，茯苓渗湿以开其闭结，牛膝下行以逐其瘀痛。无桂附之燥烈，有柔养之功能。弃通泄之品俦，得宣化之实力。立方之妙，可谓至矣。